内分泌病例诊治精选

主编 徐春

U0214867

科学出版社

北京

内 容 简 介

内分泌代谢病涉及全身多个器官，临床表现复杂多样，容易误诊、漏诊。本书精心挑选典型病例，涉及下丘脑垂体、甲状腺、肾上腺等内分泌腺体及常见代谢性疾病，以叙述—讨论—总结的方式讲解疾病的诊治。梳理诊疗思路，重点对病因、临床表现和实验室检查等问题进行剖析，引导读者形成从现象到本质的疾病诊断思维，开阔诊治思路，减少误诊、误治。

本书适合内科医师、规培生、研究生，其他临床医师及相关研究人员等参考阅读。

图书在版编目（CIP）数据

内分泌病例诊治精选/徐春主编. —北京：科学出版社，2020.10
ISBN 978-7-03-066208-8

Ⅰ.内…　Ⅱ.徐…　Ⅲ.内分泌病－诊疗－病案　Ⅳ.R58

中国版本图书馆CIP数据核字（2020）第178738号

责任编辑：王海燕／责任校对：郭瑞芝
责任印制：徐晓晨／封面设计：吴朝洪

科学出版社 出版
北京东黄城根北街 16 号
邮政编码：100717
http://www.sciencep.com

北京建宏印刷有限公司 印刷
科学出版社发行　各地新华书店经销
*
2020 年 10 月第 一 版　开本：880×1230　1/32
2020 年 12 月第二次印刷　印张：5 1/4
字数：103 000

定价：49.00 元
（如有印装质量问题，我社负责调换）

编著者名单

主　　编　徐　春

主编秘书　王　意

编　　者　（按姓氏笔画排序）

王　意　　王宏宇　　冉　敏　　白海菁

曲　坤　　朱泊羽　　庄　月　　刘丽娜

闫赋琴　　李晓雪　　邱文娟　　张冉冉

欧阳璞心　郑　莹　　赵涛涛　　钟立胜

徐　春　　高　飞　　程海梅　　滕雅芹

裴玲军

前　言

　　内分泌代谢病常涉及多个器官组织，表现复杂多样。各种水电解质、酸碱平衡紊乱：低血钾、高血钾、低血钠、高血钠、低血钙、酸中毒、碱中毒等，都可能隐藏着内分泌腺体的异常。内分泌疾病是继发性高血压的常见病因，且内分泌疾病常以大家容易忽视的症状为表现，如乏力、体重增加、体重下降、毛发改变、第二性征异常、性欲减退等。内分泌疾病也会以其他器官的症状为表现，如神经系统的表现，头晕、抽搐；心血管系统的表现，心慌、心悸、胸闷；消化道的表现，腹胀、腹泻、便秘。因此极易误诊、漏诊，临床医师要能够通过具体的临床表现，层层剖析，抽丝剥茧，最终揭示疾病的真相。

　　为了加深医务工作者对内分泌疾病的认识，我们从收治的内分泌代谢病例中精心挑选了典型病例，编写了这本《内分泌病例诊治精选》。本书包括下丘脑垂体、甲状腺、肾上腺等内分泌腺体及常见代谢性疾病，通过典型病例的诊治过程，深入浅出，梳理诊疗思路，以图例显示疾病诊断和鉴别诊断的流程。最后通过病例点评，提炼精华、总结经验教训、介绍前沿进展。另外，本书包含了部分护理内容，主要是糖尿病的护理，包括低血糖的预防、糖尿病合并多种并发症、糖尿病酮症酸中毒、糖尿病足等的护理体会。

本书为广大的医务工作者，尤其是内科医师、规培生、研究生等提供常见内分泌病例资料，希望为读者今后的临床工作起到指点迷津、开阔思路的作用，从而减少内分泌疾病的误诊、漏诊，提高我国内分泌代谢病诊疗水平。

本书为中国解放军总医院第三医学中心内分泌科医护工作经验的积累，全体编写人员均付出了极大的努力，由于作者水平有限，本书内容难免有不妥之处，欢迎广大同道们予以批评和指正。

徐　春

中国研究型医院学会糖尿病学专业委员会副主任委员

全军内分泌专业委员会委员

北京医学会内分泌学分会委员

解放军总医院第三医学中心内分泌科主任

目　录

第1章 下丘脑垂体疾病

病例 1　甲状腺功能减退的真相——席汉综合征

【病历摘要】

患者女性，48 岁，因"乏力、怕冷、食欲缺乏、恶心、呕吐 13 年，加重伴胸闷 1 天"入院。

现病史　患者 13 年无明显诱因出现乏力、怕冷、食欲缺乏，常因劳累导致感冒加重，并出现意识不清，在当地医院诊断为"低钠血症，甲状腺功能减退症"。给予甲状腺片 1 片，3 次 / 日及补钠治疗。期间检查甲状腺功能：FT3 2.79pmol/L（2.34 ～ 8.10pmol/L），FT4 7.60pmol/L（10 ～ 28.2 pmol/L），TSH 0.04mIU/ml（0.465 ～ 4.68mIU/ml）。1 个月前感冒后上述症状又一次加重，自行增加甲状腺片为 4 片 / 日，症状无好转，1 天前无明显诱因出现胸闷、憋气。

既往史　2004 年因产后大出血行子宫全切术。

查体　体温 37.0℃，脉搏 110 次 / 分，呼吸 17 次 / 分，血压 82/64mmHg。精神差，痛苦面容，躁动不安。体形消瘦。全身皮肤干燥，阴毛、腋毛脱落，皮肤黏膜未见色素沉着。心率 110 次 / 分，心律齐，心音低，各瓣膜听诊区未闻及病理性杂音。

实验室及辅助检查 见表 1-1。

表 1-1 辅助检查

指标	结果	正常值
TSH	0.023mIU/L ↓	(0.465 ～ 4.68mIU/L)
TT3	0.766nmol/L ↓	(1.49 ～ 2.6nmol/L)
FT3	2.34pmol/L	(2.34 ～ 8.10pmol/L)
TT4	52.9nmol/L ↓	(71.2 ～ 141nmol/L)
FT4	9.46pmol/L ↓	(10 ～ 28.2pmol/L)
TR-Ab、TPOA、TGA	阴性	
血催乳素	3.23ng/ml	(2.74 ～ 19.64ng/ml)
血生长激素	0.044ng/ml	(0.01 ～ 3.67 ng/ml)
血促卵泡刺激素	9.18mIU/ml ↓	(绝经期参考值 16.74 ～ 113.59mIU/ml)
血促黄体生成素	3.36mIU/ml ↓	(绝经期参考值 10.87 ～ 58.64mIU/ml)
血雌二醇	30pg/ml	(绝经期参考值 20 ～ 88pg/ml)
随机血皮质醇	386.19nmol/L	(240 ～ 618nmol/L)
肌酸激酶同工酶	9.9ng/ml ↑	(0 ～ 4.3ng/ml)
肌红蛋白	160ng/ml ↑	(0 ～ 107ng/ml)
肌钙蛋白 I	1.49ng/ml ↑	(0 ～ 0.4ng/ml)
谷草转氨酶	74IU/L ↑	(1 ～ 40IU/L)

续表

指标	结果	正常值
总胆红素	27.5umol/L ↑	（1.7 ～ 25.7μmol/L）
直接胆红素	9.9umol/L ↑	（0 ～ 8.6μmol/L）
乳酸脱氢酶	473IU/L ↑	（114 ～ 240IU/L）
羟丁酸脱氢酶	418IU/L ↑	（90 ～ 220IU/L）
磷酸肌酸激酶	1981IU/L ↑	（25 ～ 170IU/L）
肌酸激酶 -MB	44IU/L ↑	（0 ～ 25IU/L）
钾	3.4mmol/L ↓	（3.5 ～ 5.5mmol/L）
钠	103mmol/L ↓	（136 ～ 146 mmol/L）
氯	73mmol/L ↓	（96 ～ 108 mmol/L）
心电图	急性下壁心肌梗死，急性前壁、前侧壁心肌梗死	
心脏彩超	左心室舒张功能减低，EF41%	
冠脉造影	冠脉分布呈右优势型，左主干、前降支未、回旋支、右冠脉未见明显狭窄	

诊治经过　该患者急性病容，胸闷、憋气、低血压，心电图示心肌缺血，心肌酶及同工酶升高，血电解质示低钠、低氯。根据上述结果，结合患者有产后大出血病史，诊断垂体前叶功能低下，垂体危象可以明确。给予糖皮质激素、纠正电解质、补充血容量等治疗，第二天复查心电图正常。之后行冠状动脉造影未见冠状动脉狭窄。

临床诊断　垂体前叶功能低下，垂体危象，心肌损害。

随访　泼尼松早 5mg，晚 2.5mg，左甲状腺素钠片 50μg/d。复查电解质均正常，甲状腺功能正常。

【病例分析】

这是一例甲状腺功能减退误诊、误治的病例。该患者在 13 年前出现低钠血症、甲状腺功能减退，当时没有对甲状腺功能减退症进行鉴别诊断，将垂体性甲状腺功能减退误诊为原发性甲状腺功能减退，给予甲状腺激素替代治疗，患者长期服用甲状腺片，未补充糖皮质激素，最终导致垂体危象、心肌受损。

患者服用甲状腺素片 (4 片 / 天) 期间曾多次检测甲状腺功能，示 T3、T4 降低，TSH 降低，TSH 处于被抑制状态，提示补充甲状腺激素已经过量。虽然是过量的甲状腺激素，但患者 T3、T4 仍低，说明存在低 T3、T4 综合征，这是由于患者存在糖皮质激素缺乏，没有及时补充糖皮质激素，而过量补充甲状腺激素，从而出现"矛盾"的检验结果（T3↓、T4↓、TSH↓），这种结果是心肌缺血的潜在诱因。

该患者冠状动脉无狭窄，但心电图示广泛心肌缺血，这是由于长期大量甲状腺激素替代治疗，而未补充糖皮质激素，使心肌耗氧增多，心脏负荷加重所致，这种心肌缺血是相对性的心脏供血不足。

【病例点评】

高飞主治医师：该病例是内分泌疾病定位诊断错误所致的误

诊、误治。完整的内分泌系统疾病诊断应包括定性诊断、定位诊断和病因诊断。当定性诊断明确，靶腺激素 T3、T4 降低，依据负反馈调节机制，促激素 TSH 未升高时，应考虑中枢性甲状腺功能减退，而非原发性甲状腺功能减退。

席汉（Sheehan）综合征是由于产后大出血、休克等导致垂体前叶功能减退，引起多种激素分泌不足、功能低下的临床综合征。由于靶腺对垂体前叶激素缺乏的敏感度不同，临床症状出现的早晚也不同，且变化较大，可长期延误诊断。一般认为，腺垂体组织破坏达 50% 以上时，临床方可出现不同程度的腺垂体功能减退表现，而 TSH 分泌不足引起继发性甲状腺功能减退出现症状较晚。因此，我们在询问病史和体格检查时不应只重视专科情况而忽略其他非特异性症状和体征，出现无明显器质性疾病所致的长期精神萎靡、心动过缓，以及持续低血压状态时，应常规进行内分泌检查，以提高 Sheehan 综合征的早期诊治率。

（朱泊羽　高　飞）

参 考 文 献

[1] 罗彤枫，周晶，严励，等 . 危重症相关性皮质醇功能不全诊断与治疗 , 中华临床医师杂志 (电子版), 2014, 8 （11）: 2115-2119.

[2] Gei-Guardia, soto-Herrera, Gei-Braley A, et al. Sheehan syndrome in Costa Rica: clinical experiene with 60 case, Endocrine Pratice, 2011, 17(3): 337-344.

病例 2 低钠的元凶——抗利尿激素分泌失调综合征

【病历摘要】

1. 男，65 岁，因"迟钝、少语 1 个月，加重 1 周"于 2011 年 3 月 25 日入院。

现病史 1 个月前，患者无明显诱因出现反应迟钝、沉默寡言、食欲缺乏。于 1 周前在当地医院就诊，脑 CT 示腔隙性脑梗死，血钠 119.4mmol/L，血氯 87.2mmol/L。静脉补充等渗盐水后，症状加重，出现烦躁不安、谵妄，偶有夜间哭闹，血钠最低降至 106.8mmol/L。为进一步诊治来我院，无发热、咳嗽咳痰，无头痛、呕吐，无腹痛、腹泻。

既往史 既往无高血压病、急性脑血管病、精神疾病史。

查体 体温 36.4℃，脉搏 78 次 / 分，呼吸 17 次 / 分，血压 120/80mmHg。反应迟钝，记忆力、理解力明显减退。口唇、皮肤不干燥，浅表淋巴结未触及。心率 78 次 / 分，律齐。双肺呼吸音清，未闻及干湿啰音。腹部查体未见异常，双下肢无水肿，双侧巴氏征未引出。

实验室检查 血钠 118mmol/L，血渗透压 244.8 mOsm/L，24 小时尿量 0.90L，尿渗透压 660mOsm/L，尿钠 217mmol/L。血常规、血钾、血糖、血脂、肝肾功能、皮质醇节律、甲状腺功能均未见异常。

2. 女，56 岁，因"反复食欲缺乏 6 个月"于 2011 年 8 月 5 日入院。

现病史　患者于 6 个月前无明显诱因出现胃部不适、恶心、食欲缺乏，无发热、咳嗽、咳痰，无头痛、呕吐，无腹痛、腹泻。于当地医院测血钠 118mmol/L，静脉补充高渗盐水后，复测血钠升至 133mmol/L，患者食欲缺乏症状缓解。此后上述症状反复发作，发病时测血钠明显减低，最低达 112mmol/L，静脉滴注高渗盐水后症状可缓解。5 天前上述症状再发，为进一步诊治收住院，近 6 个月体重下降约 5kg。

既往史　既往无高血压、心脑血管病及精神病史。

查体　体温 36.5℃，脉搏 80 次 / 分，呼吸 18 次 / 分，血压 110/70mmHg。表情淡漠，反应迟钝。口唇、皮肤不干燥，浅表淋巴结未触及，心率 80 次 / 分，律齐。双肺呼吸音清，未闻及干湿啰音。双下肢无水肿，双侧巴氏征未引出。

实验室检查　血钠 104mmol/L，血渗透压 224.5 mOsm/L，24 小时尿量 1.45L，尿渗透压 326mOsm/L，尿钠 133mmol/24h。血常规、血钾、血糖、血脂、肝肾功能、皮质醇节律、甲状腺功能均未见异常。

诊治经过　2 例患者都存在严重低钠血症，其临床症状的轻重与低钠的程度明显相关。实验室检查结果显示，2 例患者都符合稀释性低钠血症的特点：血浆渗透压、血钠均明显减低，尿钠＞30mmol/L。按稀释性低钠血症给予限制水摄入量、利尿、静脉补充高渗盐水等治疗后，2例患者血钠水平都逐渐恢复，临床症状缓解。后经胸部CT检查，证实2例均为肺癌伴纵隔淋巴结转移，拟转外科手术治疗。

【病例分析】

2例患者分别以神经精神症状和消化道症状为主要表现，同时伴有顽固性低钠血症。按低钠血症的诊断路径（图1-1）：低钠血症→血浆渗透压减低→无脱水及水肿→尿钠＞30mmol/L→未长期使用利尿剂→无甲状腺、肾上腺功能异常，可以诊断为抗利

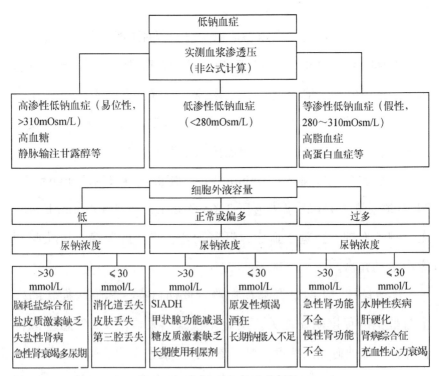

图1-1　低钠血症的诊断路径

尿激素分泌失调综合征（syndrome of inappropriate antidiuretic hormone secretion，SIADH）。

SIADH 是内源性抗利尿激素（antidiuretic hormone，ADH）分泌异常增多或其活性作用超常，导致尿潴留、尿排钠增多及稀释性低钠血症等临床表现的一组综合征。SIADH 的诊断标准：①血清钠低于 130mmol/L；②血浆渗透压低于 280mOsm/L；③尿渗透压高于血浆渗透压 100mOsm/L；④无水肿，甲状腺功能、肾功能、肾上腺皮质功能正常；⑤尿钠高于 30mmol/L；⑥相关原发病或用药史；⑦血浆 ADH 不适当增高。一般前 4 项符合即可诊断，本文 2 例患者均符合前 5 项。

1. SIADH 的病因　①恶性肿瘤：肺癌伴 SIADH 的临床报导有很多，约有 80% 的 SIADH 是由肺燕麦细胞癌所引起，胰腺癌、胸腺瘤等也可以引起 SIADH；②肺部感染：感染的肺组织可合成并释放抗利尿激素样肽类物质；③中枢神经病变：脑外伤、出血、肿瘤等，可影响下丘脑—神经垂体功能，使 ADH 的释放不受渗透压等正常调节机制的控制；④长春新碱等药物可刺激 ADH 释放或加强 ADH 对肾小管的作用；⑤病因不明，称为特发性 SIADH。

本文 2 例患者可排除肺部感染、中枢神经病变、药物性因素；CT 检查均发现肺癌伴纵隔淋巴结转移，故应考虑肺癌伴发 SIADH。肿瘤通过 3 个机制引起 ADH 不恰当分泌：①肿瘤本身分泌 ADH；②肿瘤通过某种机制使中枢 ADH 释放的渗透调定点下降，使得正常的（甚至低于正常的）细胞外液渗透浓度也引起 ADH 释放；③肿瘤组织产生一些 ADH 样物质，具有 ADH 的活性。

2. SIADH 的治疗　①限制水摄入。②利尿：首选呋塞米等袢利尿剂，需监测血钾。③补钠：口服食盐胶囊，对伴有神志错乱、惊厥或昏迷的重症患者，可静脉输注 3% 高渗盐水。由于 ADH 导致肾潴水排钠，静脉输注等渗盐水后，可能加重低钠。本文 2 例患者在外院的治疗过程也说明了这点。④对于危急病例可采取血液超滤治疗。⑤原发病治疗：手术切除肿瘤或放、化疗。小细胞肺癌所致 SIADH 患者化疗后可达 80% 以上的治愈率，大部分患者血钠在 2 周内恢复到接近正常水平；但如肿瘤复发，60% ~ 70% 的患者可再次发生 SIADH。⑥抗利尿激素分泌抑制剂和活性拮抗药物：地美环素、锂盐等。但由于具有潜在的肾毒性作用，应用受到一定局限。⑦加压素受体拮抗剂（Vaptans）：如选择性血管升压素 2 受体抑制剂（托伐普坦、利希普坦、沙他伐坦）。此类药物使用过程中应注意剂量，及时监测血电解质以避免出现矫枉过正。

【病例点评】

王意主治医师：低钠血症是临床疾病的重要线索。本文 2 例肺癌患者并未表现为典型的呼吸系统症状，而表现为与低钠的相关临床症状，如果单纯给予补钠治疗，导致漏诊、误治。通过临床表现，以及血渗透压、尿渗透压、尿钠、内分泌激素测定等关键指标，逐步缩小诊断范围，最终确定本文 2 例患者低钠的原因是 SIADH，通过排查 SIADH 的病因，发现肺癌，为治疗明确了方向。

SIADH 是引起低钠血症的常见原因，其主要病理生理特点为内源性抗利尿激素不适当的分泌增多，致肾集合管对水的重吸收增加，肾稀释功能受阻，进而肾素 - 血管紧张素 - 醛固醇系统被抑制，排钠增加，最终导致水潴留、尿钠排泄增多，表现为体液容量基本正常的稀释性低钠血症。由于高容量性和低容量性低钠血症均存在继发性的 ADH 水平升高，因此 ADH 的测定对 SIADH 的诊断无意义。

引起 SIADH 的病因很多，故在接诊时应详细询问病史、用药史、体格检查，结合各项检查，以确定病因。SIADH 的治疗除限制水摄入、利尿、输注高渗盐水等传统方法外，ADH 受体拮抗剂从病理生理机制方面可以很好的解决上述问题，但其长期用药的安全性及有效性需要大量临床研究来提供依据。

（王宏宇　王　意）

参 考 文 献

[1] Dasanu CA, Clark BA 3rd, Lahiri B, et al.Small cell lung cancer with paraneoplastic lipase production.South Med J, 2010, 103(8): 819-822.

[2] Goh KP. Management of hyponatremia. Am Fam Physician, 2004, 69(10): 2387-2394.

[3] Kobayashi T, Watanabe T, Ashinuma H, et al.A case of small-cell lung carcinoma

accompanied by the syndrome of inappropriate secretion of antidiuretic hormone and Lambert-Eaton myasthenic syndrome.Nihon Kokyuki Gakkai Zasshi, 2011, 49(3): 197-202.

[4] Seki K, Segawa M, Kusajima Y, et al.Syndrome of inappropriate secretion of antidiuretic hormone associated with resection of pulmonary squamous cell carcinoma. Kyobu Geka, 2010, 63(2): 133-137.

病例3 头晕、乏力、抽搐——垂体前叶功能减退症

腺垂体功能减退症是比较常见的内分泌疾病，起病慢，病程长，临床表现复杂，易误诊，严重时发生垂体功能危象而危及生命，现就本院 2 例误诊病例分析如下。

【病历摘要】

1. 男，58 岁，"反复抽搐" 3 天收入心内科。

现病史 患者入院 3 天前无诱因出现周身发热，继之反复出现抽搐 3 次，每次发作持续几分钟后都能自行缓解，无尿，便失禁。

既往史 1985 年曾患过流行性出血热。否认外伤史。

查体 体温 36℃，脉搏 35 次 / 分，呼吸 20 次 / 分，血压 120/75mmHg。神志清醒，颜面水肿，反应迟钝，言语迟钝。双肺听诊无啰音，心界叩诊不大，心率 35 次 / 分，心音低，双下肢无水肿。

辅助检查　心电图：窦性心律、心率 48 次 / 分，频发心室早搏。

脑电图　广泛中度异常。心电监护：心室颤动，短阵房性心动过速。

临床诊断　心律失常，心室早搏，心室颤动，短阵房性心动过速，阿 - 斯综合征。

入院后对症治疗，同时完善相关检查。甲状腺功能回报：TSH 3.73mIU/L（0.27 ～ 4.2mIU/L）；FT4 2.54pmol/L（12 ～ 22pmol/L）；FT3 1.01pmol/L（3.1 ～ 6.8pmol/L）。请内分泌科会诊，医师进一步详细询问病史，患者于 20 年前曾患流行性出血热，当时出现急性肾衰竭，上消化道大出血，经治疗好转后出院，以后逐渐出现性欲减退，阴毛、腋毛脱落，眉毛稀疏，乳晕变浅，怕冷，食欲缺乏，大便干燥，睡眠增多。

血性激素检测　LH 0.46U/L（1.7 ～ 8.6 U/L），FSH 0.04 U/L（1.5 ～ 12.4U/L），睾酮＜ 0.08nmol/L（9.9 ～ 27.8nmol/L）。

血皮质醇节律　8：00 时 54.93nmol/L（242 ～ 551.8nmol/L），16：00 时 25nmol/L（70 ～ 280nmol/L）。

补充诊断　垂体前叶功能减退症。

诊治经过　糖皮质激素及甲状腺激素替代治疗，症状好转出院。

2. 男，48 岁，"乏力、头晕 3 个月"入血液科。

实验室检查　血常规：白细胞 3.7×10^9/L，血红蛋白 71g/L，

血小板 $89 \times 10^9/L$。

既往史 1996 年于中国医科大学附属第一医院行脑垂体瘤切除术。

查体 体温 36.5℃，脉搏 56 次 / 分。律整，腹软，肝脾肋下未及，双下肢轻度水肿。

临床诊断 三系减少原因待查。

诊治经过 入院后给予纠正贫血，进一步完善相关检查。骨髓象提示巨幼细胞贫血。

患者在入院第 2 天清晨突然出现心悸、周身大汗、面色苍白，当时急查血糖 1.6mmol/L，立即给予补充葡萄糖后，症状缓解。请内分泌科会诊，医师详细询问病史：13 年前因突发头痛、视力下降，中国医大科学附属第一医院就诊，诊断为垂体瘤，垂体卒中。开颅行垂体瘤术。术后曾放疗 1 次，多次复查垂体 CT 肿瘤无复发。术后渐出现身体虚弱、乏力，食欲缺乏，怕冷，畏寒，心悸，大便干燥，体虚增加，阴毛、腋毛及眉毛脱落，性欲减退，近 1 个月上述症状加重且伴晨起大汗。完善激素检查，甲状腺功能：TSH 2.12mIU/L（0.27 ～ 4.2mIU/L），FT4 0.5pmol/L（12 ～ 22pmol/L），FT3 1.0pmol/L（3.1 ～ 6.8pmol/L）。性腺功能：LH 0.46U/L（1.7 ～ 8.6 U/L），FSH 0.05 U/L（1.5 ～ 12.4U/L），睾酮 < 0.069nmol/L（9.9 ～ 27.8nmol/L）。皮质醇节律：8：00 时 25nmol/L（242 ～ 551.8nmol/L），16：00 时 30nmol/L（70 ～ 280nmol/L）。

最后诊断　垂体瘤术后，放疗后，垂体前叶功能减退症。

诊治经过　补充甲状腺素和糖皮质激素，症状明显好转，贫血纠正，水肿消退。

【病例分析】

垂体前叶功能减退症是指各种原因导致腺垂体分泌的促激素不能满足人体需要而出现的内分泌功能减退症，主要累及的腺体有性腺、甲状腺及肾上腺皮质，最常见的病因为产后垂体缺血性坏死和垂体腺瘤。本文报道的病例 1 其病因考虑为流行性出血热（HFRS）病毒感染损伤了垂体所致。该患者 20 年前曾患流行性出血热，当时有上消化道大出血、急性肾衰竭，为重症 HFRS。HFRS 主要引起全身小血管及毛细血管广泛损害及出血，推测是由于营养垂体前叶的垂体柄毛细血管充血、出血、渗出，使垂体前叶增生、肿大、缺血、坏死而导致腺垂体功能减退。垂体前叶充血、出血、凝固性坏死为危重型 HFRS 的病理特征之一。病例 2 以三系减少为首发症状，在临床上也属少见。患者贫血原因考虑甲状腺激素缺乏引起血红蛋白合成障碍、肠道吸收铁障碍引起铁缺乏，肠道吸收叶酸障碍引起叶酸缺乏，也可能与自身免疫有关。

【病例点评】

徐春主任医师：腺垂体前叶功能低下涉及全身各脏器，症状常不典型，极易误诊、漏诊，为减少误诊、漏诊，应做到以下几点：①首诊医师要详细询问病史，认真查体，既往史绝不能漏掉，这往往是诊断最有力的线索；②对临床不明原因乏力、嗜睡、毛发脱落、性欲减退或者消瘦等，应高度怀疑本症，及时行血皮质醇、睾酮、LH、TSH、T3、T4、TSH 等激素检测；③随着内分泌系统疾病增多，甲状腺功能及血糖应做常规的检验项目。

（曲　坤　徐　春）

参 考 文 献

[1] 廖二元.内分泌学（上册）.北京：人民卫生出版社，2001：514.

[2] 陆再英，钟南山.内科学.第 7 版.北京：人民卫生出版社，2008：723.

[3] 彭文伟，传染病学.第 5 版.北京：人民卫生出版社，2001：82.

第2章 甲状腺和甲状旁腺疾病

病例 **1**　谈谈甲状腺功能亢进的病因

【病历摘要】

1. 患者杨某，女性，58 岁，因"胸闷、气短半个月，加重 1 周"急诊收入心内重症监护病房。

现病史　诉近 1 周咳嗽、咽痛、发热。既往糖尿病病史 4 年，血糖控制不佳。10 年前患"甲状腺功能亢进"，口服甲巯咪唑 1 年后停药。

查体　体温 39.4℃，脉搏 90 次 / 分，血压 130/80mmHg。神志淡漠，颈静脉怒张，甲状腺右叶 II 度肿大，质地中，表面光滑，压痛（－），杂音（－），左侧甲状腺未扪及。两肺呼吸音粗，双肺底有细湿啰音，心率 120 次 / 分，心律失常，心音强弱不均，各瓣膜听诊区未闻及杂音。腹平软，无压痛、无反跳痛，肝脾肋下未及，双下肢轻度水肿，膝腱反射亢进。

实验室检查　①血常规：白细胞 13.94×10^9/L，中性粒

细胞 87.2%，余未见异常；②生化全项：谷丙转氨酶 70IU/L（1～40 IU/L），谷草转氨酶 115IU/L（1～40 IU/L），碱性磷酸酶 188IU/L（15～112IU/L），血糖、尿素氮、肌酐在正常范围。

辅助检查 心电图：心房颤动。胸部 X 线片：右下肺感染。

临床诊断 冠心病，心律失常，心房颤动，心功能不全，肺部感染，2 型糖尿病。经过抗心力衰竭、抗感染、降糖等治疗，胸闷、气短未减轻，患者持续心房颤动。

内分泌科会诊建议检查甲状腺功能：FT3 6.30pmol/L（2.1～4.7 pmol/L），FT4 41.32 pmol/L（0.8～2 pmol/L），TSH 0.06μIU/ml（0.3～5μIU/ml），TRAb、TpoAb、TgAb 在正常范围。甲状腺超声：甲状腺右叶囊实性肿块。甲状腺核素显像：甲状腺右叶"热结节"，左叶显影差。

补充诊断 甲状腺功能亢进症，毒性甲状腺腺瘤，甲状腺功能亢进性心脏病。

诊治经过 甲巯咪唑 10mg，2 次／日，β受体阻滞剂，2 周后恢复窦性心率。

2.患者李某，男性，54 岁，因"心慌、乏力 2 周"就诊。

既往史 2 周前，患者曾有发热咽痛的病史。

查体 无突眼症，甲状腺Ⅱ度肿大，质地硬，压痛（＋），杂音（－）。心率 95 次／分，律齐。腹部（－）。双下肢无水肿。

实验室检查 甲状腺功能：FT3 5.40pmol/L（2.1～4.7

pmol/L)，FT4 22.48 pmol/L（0.8 ～ 12 pmol/L)，TSH 0.09
μIU/ml（0.3 ～ 5μIU/ml)。红细胞沉降率 32mm，血常规未见
异常。甲状腺吸 [131]I 率降低。

　　临床诊断　　亚急性甲状腺炎，甲状腺功能亢进期。

　　诊治经过　　β 受体阻滞剂，2 周后复查红细胞沉降率正常，
1 个月后复查甲状腺功能恢复正常。

【病例分析及点评】

　　上述 2 例患者都有高代谢的临床表现，甲状腺功能检查 FT3、
FT4（或 TT3、TT4）增高同时 TSH 降低，甲状腺功能亢进的诊
断可以明确。下一步就是明确甲状腺功能亢进的病因，病因不同，
治疗方法不同。

　　首先要区分"真甲状腺功能亢进"和"假甲状腺功能亢进"，
所谓"假甲状腺功能亢进"即甲状腺滤泡被破坏，导致已经合成
的甲状腺激素被释放入血，出现甲状腺毒症，即"破坏性甲状腺
毒症"，常见原因有病毒感染、药物等，其中病毒感染诱发的亚
急性甲状腺炎是破坏性甲状腺毒症最常见的病因。上呼吸道感染
病史、颈前部疼痛、甲状腺质地硬、压痛明显、红细胞沉降率增快、
C 反应蛋白增高，是亚急性甲状腺炎的诊断依据，第 2 个病例符
合上述诊断依据，故诊断亚急性甲状腺炎的甲状腺功能亢进期可
以明确。由于亚急性甲状腺炎的甲状腺功能亢进为一过性，所以
不能用抗甲状腺功能亢进药物治疗。"真甲状腺功能亢进"是由
于各种原因导致甲状腺滤泡细胞分泌过多的甲状腺激素所致，病

因有自身免疫因素（Graves 病、桥本甲状腺功能亢进）、毒性结节性甲状腺肿、毒性甲状腺腺瘤、碘甲状腺功能亢进、垂体 TSH 腺瘤等。第 1 个病例存在甲状腺毒症，查体甲状腺右叶明显肿大，超声显示甲状腺右叶囊实性肿物，核素显像示甲状腺右叶"热结节"。故明确诊断毒性甲状腺腺瘤。毒性甲状腺腺瘤症状往往较轻，没有突眼。追溯该患者在 10 年前的甲状腺功能亢进病史，可能是毒性甲状腺腺瘤，当时未做鉴别诊断，误诊为 Graves 病，抗甲状腺功能亢进药物治疗 1 年后停药。毒性甲状腺腺瘤用抗甲状腺功能亢进药物不能治愈，需要手术或核素治疗，该患者在停用抗甲状腺功能亢进药物期间感觉乏力、消瘦，误以为是糖尿病所致，未检测甲状腺功能，忽视了甲状腺功能亢进的治疗，最后导致甲状腺功能亢进性心脏病的发生。

通过上述病例可以看出甲状腺功能亢进病因的诊断对于甲状腺功能亢进治疗方案的选择至关重要。

（徐　春）

病例 2　老年心脏病的"帮凶"——Graves 病

【病历摘要】

患者女性，75 岁，主因"心悸、胸闷、乏力 6 个月，加重 3 个月"就诊。

现病史　患者 6 个月前无明显诱因出现阵发性心悸、胸闷、乏力，未在意。3 个月来以上症状进行性加重，日常活动受限，伴紧张、失眠、焦虑，无心前区疼痛，无喘憋、气促，无端坐呼吸，无明显多饮、多尿，消瘦，无发热、畏寒，无颈前区疼痛。食欲及食量正常，大便 1 次 / 日，小便通畅。

既往史　高血压病史 10 年，口服奥美沙坦酯 20mg，每日 1 次，硝苯地平控释片 30mg，每日 1 次，血压控制在 140/80mmHg 左右。否认冠心病、脑血管病、甲状腺疾病、糖尿病、慢性肾病、自身免疫性等疾病史。

查体　体温 36.6℃，脉搏 118 次 / 分，呼吸 21 次 / 分，血压 158/76mmHg，身高 162cm，体重 56kg，BMI 21.34kg/m²。神志清楚，发育正常。皮肤干燥，无突眼，视野正常，颈软，甲状腺 I 度肿大，质韧，无触痛，可闻及右上极血管杂音。双肺呼吸音清，无干湿啰音，心率 118 次 / 分，律不齐，心音强弱不等，主动脉瓣区闻及收缩期吹风样杂音。腹软，无压痛及反跳痛，四肢肌力Ⅳ级，无下肢胫前黏液性水肿。手震颤阳性，生理反射存在，病理反射未引出。

辅助检查　①心电图：心房颤动伴快速心室反应，左心室肥厚，$V_{1\sim3}$ 导联 ST-T 异常改变；②超声心动图：主动脉瓣钙化伴反流（轻 - 中度）；③胸部正侧位片：心、肺、膈未见明确异常。

实验室检查　血、尿、粪常规均正常。肝肾功能、血脂、电解质无异常。

临床诊断 ①高血压性心脏病、心房颤动、主动脉瓣反流（轻 -中度）、心功能Ⅱ级（NYHA 分级）；②高血压 2 级（高危）。

【病例分析】

为明确心房颤动性质及原因,进一步完善24 小时动态心电图、NT-ProBNP。因存在心悸、乏力、紧张、失眠、焦虑高代谢症状及心房颤动、心率增快、完善甲状腺功能检查。结果如下。

1. 24 小时动态心电图 总时：23：45：21，心房颤动：1045 分钟，平均心率 113，最快心率 165，最慢心率 58，总心搏数 161 064，异常心搏数 101 456，异常心搏数百分比 62.99%，室上性早搏总数 101 421，单发 101 023，成对 398，室性期前收缩单发 35。结论：阵发性心房颤动。

2. NT-ProBNP 853pg/ml ↑（正常值范围：5 ～ 250pg/ml）。

3. 甲状腺功能 5 项 TSH 0.004 μIU/ml ↓，FT3 7.61 pmol/L ↑，FT4 29.37pmol/L ↑，TT3 2.70nmol/L ↑，TT4 207.98nmol/L ↑，TPOAb ＜ 0.25，TGAb 1028 IU/ml ↑，TRAb 4.19 IU/L ↑。

4. 甲状腺彩超 甲状腺左叶大小：1.5cm×1.4cm×3.5cm，右叶大小：1.0cm×1.6cm×3.9cm，峡部 0.3cm，甲状腺组织回声不均匀，左右叶可探及数个大小不等的混合回声结节影，左叶最大 0.8cm×0.6cm×1.0cm，右叶最大 0.5cm×0.7cm×0.8cm。提示：甲状腺不均质改变并多发结节，考虑 TI-RADS3 类。

5. 修正诊断 ①甲状腺功能亢进、Graves 病，甲状腺功能亢进性心脏病，阵发性心房颤动，主动脉瓣反流（轻 - 中度），心

功能 Ⅱ 级（NYHA 分级）；②自身免疫性甲状腺炎；③高血压 2 级（高危）。

该老年女性患者因心悸、胸闷、乏力就诊，经查体及相关检查，入院即明确心脏病变。紧张、失眠、焦虑等神经系统症状一般倾向考虑心脏问题所致。结合 75 岁年龄段，容易忽略甲状腺功能亢进问题。经筛查发现确实合并甲状腺功能亢进，结合临床症状主观不适 3 个月进行性加重，考虑甲状腺功能亢进近期一直存在。甲状腺能功亢进本身促进心血管系统症状逐步加重，表现为心率加快、血压增高、冠状动脉血流增加，诉心悸、胸闷，静止状态下的心率常为 90 ～ 120 次 / 分，严重时可高达 130 ～ 140 次 / 分，呈阵发性快速心房纤颤、心律失常等症状，结合心脏查体和心电图、超声心动图、NT-ProBNP 等检查，考虑甲状腺毒性心脏病可能性更大。若甲状腺功能亢进持续未得以纠正，可促使心脏扩大，甲状腺毒性心脏病将进一步加重发展成心力衰竭。

治疗原则 Graves 病合并高 TGAb 性自身免疫性甲状腺疾病，在抗甲状腺功能亢进治疗过程中易发生甲状腺功能减退，抗甲状腺药物剂量应小量起始，根据甲状腺功能及时减量。由于老年人全身情况较差，常伴发多种合并症，需要兼顾各种情况。该患者目前心功能 Ⅱ 级，治疗方案上积极行降压及抗凝等治疗，维持血压 < 140/90mmHg，心率 < 100 次 / 分，INR2 ～ 3；同时控制心室律，增加 β 受体阻滞剂普萘洛尔。要注意营养治疗，低

碘饮食同时给予高热量、高蛋白、高维生素饮食，补充因代谢亢进而引起的消耗。

（1）抗甲状腺药物：甲巯咪唑片 10mg 2 次 / 日，根据甲状腺功能逐渐减量（表 2-1）。

（2）控制心律：普萘洛尔片 10mg 3 次 / 日。

（3）降压：奥美沙坦酯片 20mg 1 次 / 日、硝苯地平控释片 30mg 1 次 / 日。

（4）抗凝：华法林钠片 4.5mg 1 次 / 日。

随访　2 周后平均心率降至 95 次 / 分，NT-ProBNP 降至 236pg/ml，心悸、胸闷、失眠、焦虑等症状明显减轻。4 周后阵发性心房颤动发作由每日数次且不易缓解减至短时间偶发，12 周后复查动态心电图，恢复窦性心律，停普萘洛尔和华法林钠片，继续每日甲巯咪唑 5mg 维持。嘱患者 4 周后复查甲状腺功能，正常平稳后每 8 ～ 12 周复查。一般抗甲状腺功能亢进药物持续不少于 1 年半，TRAb 转阴后可停药，期间应根据甲状腺功能变化积极调整药物剂量，避免发生药物性甲状腺功能减退。该患者甲状腺功能亢进控制后心房颤动逐渐缓解，临床症状明显改善，支持甲状腺毒性心脏病的诊断。

【病例点评】

王意主治医师：老年甲状腺功能亢进临床表现不典型，高代谢症候群较少，常以心血管症状就诊，心律失常者（心房颤动）多见，极易误诊、漏诊。甲状腺功能亢进时心肌细胞 Na^+-K^+-

表 2-1　治疗过程甲状腺功能变化

时间	FT4 pmol/L	FT3 pmol/L	TT4 nmol/L	TT3 nmol/L	TSH μIU/ml	TGAb IU/ml	TPOAb IU/ml	TRAb	服药情况
2019-09-25	29.37 ↑	7.61 ↑	207.98 ↑	2.70 ↑	0.004 ↓	1028 ↑	< 0.25	4.19 ↑	甲巯咪唑 10mg 2 次 / 日
2019-10-10	28.23 ↑	7.19 ↑	194.23 ↑	2.62 ↑	0.007 ↓				
2019-10-25	20.46 ↑	5.74	174.86	2.21	0.034 ↓				甲巯咪唑 5mg 3 次 / 日
2019-11-22	16.31	4.67	157.38	1.79	0.182 ↓				甲巯咪唑 5mg 2 次 / 日
2019-12-24	10.36	4.14	132.57	1.12	2.69				甲巯咪唑 5mg 1 次 / 日
正常参考值	6.44 ~ 18.02	2.76 ~ 6.45	64.42 ~ 186.62	0.89 ~ 2.49	0.34 ~ 5.63	0.0 ~ 115	0.0 ~ 9.0	≤ 1.75	

ATP 酶活性增强，促进 Na^+ 外流、K^+ 内流，影响心肌细胞电生理，导致心律失常。另外，甲状腺激素促进循环血量增加，心排血量增高，交感神经兴奋，使心脏长期处于容量负荷过重状态，导致心脏扩大。总之，甲状腺功能亢进对心血管系统的影响是通过甲状腺激素的直接作用，或间接作用（改变血流动力学、交感神经系统等），对心脏结构和功能产生严重影响。因此，老年甲状腺能功亢进在病理生理、临床症状、鉴别诊断、治疗措施均有其特殊性，在临床工作中需不断总结经验，提高老年甲状腺疾病的诊疗水平。

（郑　莹　王　意）

参 考 文 献

[1]　陈家伦 . 临床内分泌学 . 上海：上海科学技术出版社，2011：358-359.

[2]　廖二元，超楚生 . 内分泌学 . 北京：人民卫生出版社，2001：664-693.

病例 3　容易合并的自身免疫性疾病——桥本甲状腺炎、胫前黏液性水肿合并原发性干燥综合征

【病历摘要】

患者女性，69 岁，因"口干、眼干 6 个月"入院。1 年前出现双下肢水肿伴怕冷、乏力、胸闷。检查甲状腺功能：FT3 1.58pg/

ml（2.1 ～ 4.7pg/ml），FT4 0.67ng/dl（0.8 ～ 2.0ng/dl），TSH 54.8mU/L（0.3 ～ 5.0mU/L），TPOAb 80.2IU/ml（0 ～ 35IU/ml），TGA 331IU/ml（0 ～ 40IU/ml）。诊断：桥本甲状腺炎，甲状腺功能减退症。口服优甲乐50μg，每日一次。

查体 无突眼征，甲状腺Ⅱ度肿大，质地韧，无压痛，杂音（-）。双下肢水肿，压之不凹陷，表面皮肤不平，呈橘皮样改变。

实验室检查 血常规：红细胞 3.49×10^{12}/L，血红蛋白78g/L，白细胞、血小板均正常。生化全项：ALT 60IU/L，AST 79IU/L，血尿素氮、肌酐均正常。24小时尿蛋白0.91g，红细胞沉降率36mm/h（0 ～ 12mm/h），抗核抗体阳性，抗 ulRNP 阳性。免疫球蛋白：IgG 19.1g/L，IgA 5.35g/L，IgE 1550IU/ml；C3，0.694g/L；C4，0.123g/L。风湿三项：类风湿因子203IU/ml。甲状腺功能正常。线粒体抗体阴性。Coombs 试验阴性。双下肢血管彩超：双侧下肢动脉硬化伴左侧股总动脉斑块形成。骨髓细胞分析：红系有缺铁形态改变。唇腺活检：弥漫性淋巴细胞浸润。

临床诊断 ①桥本甲状腺炎，甲状腺功能减退症；②原发性干燥综合征；③胫前黏液性水肿；④缺铁性贫血。

诊治经过 左甲状腺素钠片50μg 口服1次/日，醋酸泼尼松片5mg 口服3次/日，氨甲蝶呤10mg 口服1次/周，以及纠正贫血治疗。3周后双下肢水肿较前消退，肝功能各项指标逐渐恢复。

【病例分析】

桥本甲状腺炎的典型表现为甲状腺肿大，质地韧，甲状腺球蛋白抗体、甲状腺过氧化酶抗体明显升高。甲状腺病理显示弥漫性淋巴细胞浸润为该病诊断的金标准。由于获得病理结果比较困难，因此在临床上，高滴度的甲状腺球蛋白抗体和甲状腺过氧化物酶抗体作为桥本病的主要诊断依据。结合该患者临床表现，桥本甲状腺炎和胫前黏液性水肿的诊断可以明确。胫前黏液性水肿，又称为甲状腺毒性黏液蛋白沉积症，是 Graves 病较少见的一种皮肤损害。胫前黏液性水肿又可分为 3 型：①局限型，胫前和趾骨部发生大小不等的结节；②弥漫型，胫前和足部有弥漫坚硬的非凹陷性水肿斑块；③象皮病型，弥漫坚硬非凹陷性水肿象皮病样。本例属于弥漫型。研究发现胫前黏液性水肿皮损中存在促甲状腺激素（TSH）受体，TSH 受体作为自身抗原通过激活 T 细胞，使成纤维增生，产生过多的透明质酸和糖蛋白，从而形成黏液水肿。胫前黏液性水肿伴桥本甲状腺炎的病例较少见。

原发性干燥综合征是一个主要累及外分泌腺体的慢性炎症性自身免疫病，临床上除有外分泌腺受损引起口干、眼干外，尚有多脏器的受累，如肝、肾、外周神经、血管等。本病例结合症状、实验室检查及唇腺活检诊断为原发性干燥综合征。该患者肝、肾、外周血管等系统均受到累及。

文献报道，自身免疫性甲状腺疾病中有 46% 合并原发性干燥综合征，有学者分析 279 例原发性干燥综合征患者中有 82 例合并自身免疫性甲状腺疾病，其中 8 例合并 Graves 病，56 例合并甲状腺功能减退症，18 例合并亚临床甲状腺功能减退症，说明此两种疾病可能有共同的免疫遗传学的发病机制。比较肯定的易感相关基因是人类白细胞抗原 II（HLA-II）位点的某些等位基因型，HLA-II 类抗原是存在于细胞表面具有高度亲和力和低特异性的肽链受体，在免疫应答中，细胞之间受 HLA-II 类抗原的制约，所以 HLA-II 类抗原在抗原递呈及 T 细胞受体的选择两方面影响免疫反应。某种 HLA-II 类基因产物易于与甲状腺自身抗原结合，共同递呈给甲状腺组织内的 $CD4^+$ 或 $CD8^+$ 淋巴细胞受体，激活 T 细胞，产生细胞因子，使 B 淋巴细胞活化，产生自身抗体，引发甲状腺的自身免疫反应。我们曾研究发现我国汉族桥本甲状腺炎患者中 HLADQA1-0301 出现的频率增高，而 HLADQB1-0602 基因型的频率降低，提示在 DQ 位点存在与 HT 发生相关的易感性基因和抗性基因。在其他自身免疫性疾病中也存在这种相关性，如胰岛素依赖型糖尿病、类风湿关节炎、干燥综合征有 DQA1-0301 频率增多。

总之，自身免疫性甲状腺疾病和干燥综合征属于自身免疫性疾病，它们有共同的免疫遗传的发病基础，容易出现在同一位患者身上，由于干燥综合征合并甲状腺受累的临床症状和体征不多见，对有乏力、食欲缺乏、消瘦、怕冷、闭经、水肿等症状的干燥综合征患者，应该常规检查甲状腺功能和抗甲状腺抗体，以发现甲状腺受累，及早给予治疗；同样，对于自身免疫性甲状腺疾病的患者，尤其是存在多系统异常时，应提高警惕，注意有其他风湿性疾病如干燥综合征的可能，以减少漏诊和误诊。

【病例点评】

邱文娟主治医师：本病例以双下肢水肿为首发表现，前期诊断为桥本甲状腺炎合并胫前黏液性水肿，后因口干、眼干6个月入院进一步检查。经唇腺活检示弥漫性淋巴细胞浸润，明确诊断为干燥综合征。这两种疾病都和自身免疫有关。自身免疫性甲状腺病（AITD）是由于自身免疫紊乱导致的甲状腺疾病，患者血中可检出针对甲状腺抗原的自身抗体，包括甲状球蛋白抗体和甲状腺微粒体抗体等。尽管目前认为该类疾病的发生系机体免疫系统功能紊乱所致，但有许多临床现象难以解释。干燥综合征（SS）是一个主要累及外分泌腺体的慢性炎症性自身免疫病，又称自身免疫性外分泌腺体上皮细胞炎或自身免疫性外分泌病。临床除有唾液腺和泪腺受损功能下降而出现口干、眼干外，尚有其他外分泌腺及腺体外其他器官的受累而出现多系统损害的症状。其血清中有多种自身抗体，有高免疫球蛋白血症。与其他自身免疫病一样，该病有正常免疫耐受机制的破坏，产生对自身抗原的高滴度IgG抗体。由于其靶器官易于活检及外分泌液易于收集，故成为研究HLA-DR相关自身免疫病（1型糖尿病、桥本甲状腺炎、多发性硬化等）的典型代表。许多研究材料表明，干燥综合征中B

淋巴细胞的活性增强与 T 淋巴细胞缺陷有关。干燥综合征患者的唾液腺中，浸润的淋巴细胞大多为具有记忆表型的 CD4$^+$T 细胞。北京协和医院对 15 例 pSS，7 例继发性干燥综合征和 4 例正常人唇腺中浸润的淋巴细胞进行了分类观察，发现干燥综合征患者淋巴细胞浸润以 T 细胞（CD3$^+$）为主，而在 T 细胞中又以 CD4$^+$T 细胞占多数，CD4$^+$/CD8$^+$的比例明显高于对照组，并与疾病的严重程度有关。这两种疾病因为发病机制又有一定相关性，出现在同一个患者身上不难解释。临床上应提高警觉性。治疗方面：桥本甲状腺炎出现甲状腺功能减退后以纠正甲状腺功能为主，干燥综合征以调节免疫为主。调节免疫对桥本病是否会有改善，后续可以追踪观察，但需要较大样本的支持。

（王　意　邱文娟）

参 考 文 献

[1]　徐春，白耀.慢性淋巴细胞性甲状腺炎与 HLA-DQ 位点基因的相关性性分析.中华内科杂志，1998, 37(6): 393.

[2]　于学满，王晓非.原发性干燥综合征合并自身免疫性甲状腺疾病临床分析.辽宁医学杂志，2008, 22(2): 69-71.

[3]　Hunt PJ, Marshall SE，Weetman AP，et al. Histocompatibility leucocyte antigens and closely linked immunomodulatory genes in autoimmune thyroid disease. Clin Endocrinol(Oxf), 2001, 55(4): 491-499.

病例 4　反复抽搐的原因——甲状旁腺功能减退症

【病历摘要】

患者男性，19 岁，主因"反复发作性四肢抽搐 5 个月"入院。

现病史　患者在 5 个月前无明显诱因出现四肢发作性抽搐，口吐白沫，意识不清，伴尿失禁，抽搐时伴有肌肉疼痛，曾在当地医院诊断"癫痫"，对症治疗效果不佳。近 1 个月发作频繁，2 ~ 3 天发作 1 次。查头颅 CT：脑内多发对称性高密度影，血电解质检查示钙 1.30mmol/L，磷 2.16mmol/L。以"低钙血症"收入院。

既往史　既往无颈部手术史，无颈部照射史，无糖尿病史。无相关疾病家族史。

查体　血压 100/70mmHg，体型发育正常。神志清醒，智力理解力正常，颜面肢体无不自主运动。Chvostek 征（+）。周身皮肤无色素沉着，无圆脸、短指（趾）畸形。心肺腹查体无异常。脑膜刺激征阴性。巴氏征未引出。眼科检查：无白内障，眼底无异常表现。

实验室检查　血常规、血糖、肝肾功能未见异常，甲状腺功能、皮质醇节律、性激素均正常。免疫指标：TGA、TPOA、TR-Ab、GADA、ICA、IAA、IA-2A、ZnT8A、ANA、抗 SSA、抗 SSB、抗 Sm、抗 dsDNA、抗 U1RNP 均阴性。

辅助检查　①头颅 CT：颅内多发钙化灶，胸部 CT 未见异常；

② X 线：下颌骨骨质未见异常，心、肺、膈未见异常；③心电图：无异常。

临床诊断　特发性单一性甲状旁腺功能减退症。

诊治经过　碳酸钙 D_3 片 1g/d；骨化三醇胶丸 0.25μg，2 次/日。

治疗后各项指标变化见表 2-2。

表 2-2　治疗前后对比

时间	钙 mmol/L	磷 mmol/L	镁 mmol/L	PTH pg/ml	VD ng/ml	24h 尿钙 mmol/L
入院时	1.35	2.56	0.84	10.22	31.2	1.8
治疗 1 周	1.82	1.94	0.81			
治疗 2 周	2.00	1.7	0.8			
治疗 1 个月	2.05	1.6	0.82			2.6

【病例分析】

甲状旁腺功能减退症（HP）的典型生化特征是低钙血症、高磷血症、PTH 水平降低，结合临床表现可诊断。假性甲状旁腺功能减退根据患者特殊的 AHO 体貌，结合低钙血症、高磷血症和过高的 PTH 水平可诊断。

此患者反复四肢抽搐，低血钙、高血磷，低尿钙、低尿磷，同期血甲状旁腺激素水平低于正常，甲状旁腺功能减退诊断明确。

患者无颈部手术史，无儿童期颈部照射史，无低镁血症病史，实验室检查无低血镁，可除外继发性甲状旁腺激素生成不足。

患者无 Albright 遗传性骨营养不良体征，低血钙、高血磷同期 PTH 降低，可除外假性及假 - 假性甲状旁腺功能减退。考虑为原发性甲状旁腺功能减退症。

患者青年男性，无念珠菌感染病史，无高血糖病史，实验室检查血糖正常，糖尿病相关抗体阴性，甲状腺功能及肾上腺皮质功能正常，血常规无贫血，自身抗体谱均阴性，可除外自身免疫性多内分泌腺体病。按甲状旁腺功能减退的病因分类（表 2-3），考虑为特发性单一性甲状旁腺功能减退症。

表 2-3　甲状旁腺功能减退症的病因与分类

分　类	病　因
手术后低钙血症（继发性甲状旁腺功能减退）	手术损伤或功能性缺陷
特发性甲状旁腺功能减退	自身免疫病变
单一性甲状旁腺功能减退	
伴其他内分泌腺功能减退	
其他继发性甲状旁腺功能减退	
放射损伤甲状旁腺	射线损伤
甲状旁腺被浸润	肿瘤浸润
低镁血症	抑制甲状旁腺激素（PTH）合成分泌
假性甲状旁腺功能减退与假假性甲状旁腺功能减退	周围器官对 PTH 有抵抗性
与生长发育有关的 HP	
新生儿低钙血症	母亲甲状旁腺功能亢进或高钙血症
Di George 综合征	遗传性，先天性甲状旁腺缺如

PTH，甲状旁腺激素

治疗方面，对有手足抽搐等低钙血症症状及体征的 HP 患者，均需积极采取静脉补钙治疗，长期治疗是口服钙剂、活性维生素 D 或其类似物，以及普通维生素 D。该患者入院后无抽搐发作，故仅给予碳酸钙 D_3 和骨化三醇口服治疗。HP 的治疗目标：①减轻低钙血症所产生的症状；②维持空腹血钙在正常低值或略低于正常，尽可能维持在 2.0mmol/L 以上；③维持血磷在正常或略高；④避免或减少高尿钙的发生；⑤维持钙磷乘积在 $55mg^2/dl^2$ 或 $4.4mmol^2/L^2$ 以下；⑥防止肾等软组织的异位钙化，如肾结石或肾钙质沉积。

【病例点评】

王宏宇副主任医师：该患者以反复抽搐为临床表现。癫痫的鉴别诊断要求排除可能引起抽搐发作的各种内科情况，如低血糖症、高渗状态、低钙血症、低钠血症、高钠血症等。该患者实验室检查发现明显低钙，纠正低钙后，未再发作抽搐，因此判断其抽搐发作与低钙有关。进一步按低钙血症的诊断流程寻找病因（图 2-1），可以发现该患者符合甲状旁腺功能减退症（HP）的诊断。

HP 主要是由甲状旁腺激素（PTH）分泌减少或作用障碍所致低钙血症、高磷血症、尿磷排泄减少。低钙血症使神经肌肉兴奋性增高，可出现手足搐搦、口周及肢端麻木等临床表现，严重低钙血症或血钙水平急速下降时，可出现喉痉挛或癫痫样大发作。升高的血磷携带钙离子在骨和软组织沉积，引起异位钙化和骨化。高血磷可导致尾状核和灰质中成骨因子的表达，导致基底神经节

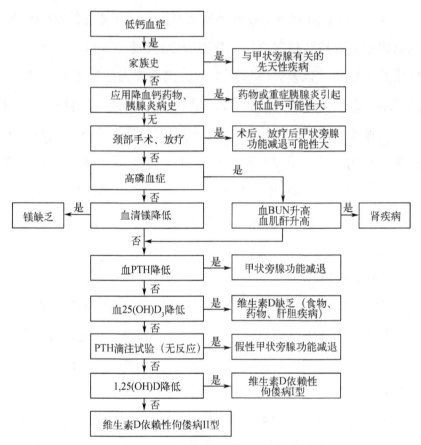

图 2-1　低钙血症的诊断流程

及其周边区域钙化，可引起震颤麻痹、癫痫发作等。钙、磷沉积在四肢、关节周围形成骨赘，出现关节疼痛、骨痛等；沉积在晶状体引起白内障。该患者颅内多发钙化灶就是高血磷导致的异位钙化。PTH 不足还可以导致肾小管重吸收碳酸氢盐过多，血 pH 升高而引起碱中毒；肾小管对钠的重吸收过多而致水钠潴留，可表现为视盘水肿、颅内压增高等。

HP 的常规治疗是补充钙剂和维生素 D，使血钙磷水平接近正常。近年来出现了 PTH 替代治疗方法，目前 PTH 及其类似物有两种：特立帕肽（重组人甲状旁腺素 1-34，rhPTH1-34）和重组人甲状旁腺素 1-84（rhPTH1-84）。替代治疗与常规治疗相比，不会发生高尿钙、肾结石和肾钙质沉着症，并且能纠正常规治疗不能纠正的骨代谢异常，但费用昂贵。

（朱泊羽　欧阳璞心　王宏宇）

参 考 文 献

[1]　廖二元 . 内分泌学代谢病学 . 北京：人民卫生出版社 , 2018: 533-587.

[2]　宁光 . 内分泌学高级教程 . 中华医学电子音像出版社 , 2018: 459-461.

[3]　中华医学会骨质疏松和骨矿盐疾病分会，中华医学会内分泌分会代谢性骨病学组 . 甲状旁腺功能减退症临床诊疗指南 . 中华骨质疏松和骨矿盐疾病杂志 , 2018, 11(4): 323-338.

第3章　肾上腺疾病

病例 1　高钾血症的背后——肾上腺皮质功能减退

【病历摘要】

患者，男性，51岁，主因"乏力、食欲缺乏，伴恶心、呕吐3个月，加重1天"入急诊抢救室。

查体　脉搏36次/分，呼吸20次/分，血压94/51mmHg。神志清楚，反应淡漠，精神极度萎靡，消瘦，双侧瞳孔直径约4mm，对光反射迟钝。心音低，心率36次/分，节律不齐，各瓣膜区未闻及病理性杂音，肺腹查体未见明显异常，双下肢无明显水肿。四肢肌力4级。双侧病理征阴性。

急查心电图见图3-1。

血气分析（静脉）　见表3-1。

临床诊断　①高钾血症性心律失常；②呼吸性碱中毒合并代谢性酸中毒；③低钠血症。

抢救措施　① 10% 葡萄糖 250ml+ 胰岛素 6IU，静脉滴注；

②葡萄糖酸钙注射液 10mg，静脉推注；③呋塞米注射液 40mg，静脉推注。

抢救 25 分钟后复查心电图，见图 3-2。

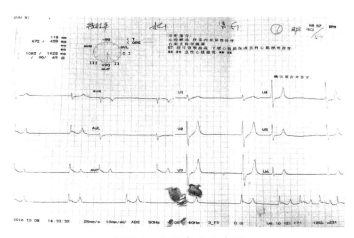

图 3-1　入院急查心电图

表 3-1　入院血气分析（静脉）

pH	PCO₂ mmHg	PO₂ mmHg	Na⁺ mmol/L	K⁺ mmol/L	Lac mmol/L	BE mmol/L	HCO₃⁻ mmol/L
7.41	24	44	122	8.4	1.9	− 9.3	15.5

血气分析（动脉）　见表 3-2。

表 3-2　抢救后复查血气分析（动脉）

pH	PCO₂ mmHg	PO₂ mmHg	Na⁺ mmol/L	K⁺ mmol/L	Lac mmol/L	BE mmol/L	HCO₃⁻ mmol/L
7.45	36	131	124	6.9	1.3	− 9.7	19.6

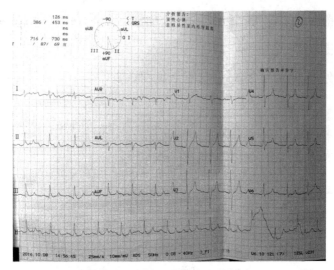

图 3-2　抢救后复查心电图

　　抢救后再查体　体温 36℃，脉搏 92 次 / 分，呼吸 20 次 / 分，血压 90/59mmHg。发育正常，神志清楚，精神萎靡，表情淡漠，肤色晦暗，颜面部、颈部色素沉着，消瘦。双侧瞳孔直径约 4mm，对光反射迟钝。心率 92 次 / 分，律齐，各瓣膜区未闻及病理性杂音，胸腹查体未见明显异常，双下肢无明显水肿。四肢肌力 4 级。双侧病理征阴性。

　　追问病史　患者于 3 个月前无明显诱因出现乏力、食欲缺乏，伴恶心、呕吐，呕吐物为胃内容物，伴轻度头晕，无发热。曾于当地医院行胃镜检查，诊断为慢性非萎缩性胃炎伴糜烂，十二指肠球炎。给予药物（具体不详）治疗，无明显缓解。入院 1 天前患者乏力加重，伴心悸，持续约 2 小时后自行缓解。发病以来精神、食欲差，大便量少，小便无明显变化，近 3 个月体重减少约 5kg。

既往史　健康。个人史：吸烟 30 年，20 支 / 天，饮酒数年，约 1 斤 / 天。女儿曾患有肺结核。

实验室检查　血常规：白细胞 7.64×10^9/L，血红蛋白 122g/L ↓，血小板 233×10^9/L。尿、粪常规：无明显异常。生化：谷丙转氨酶 18.1IU/L，谷草转氨酶 22.6IU/L，尿素 15.4mmol/L ↑，肌酐 172μmol/L ↑，血糖 6.1mmol/L，钾 6.12mmol/L ↑，钠 125.5mmol/L ↓，氯 96.6mmol/L ↓，红细胞沉降率 28s，BNP 502ng/L。

辅助检查　头 MRI：头部未见异常，双侧筛窦、蝶窦炎。肺部 CT：左肺上叶钙化灶（图 3-3）。肾上腺 CT：双侧肾上腺增粗（图 3-4）。

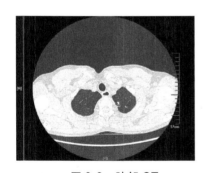

图 3-3　肺部 CT

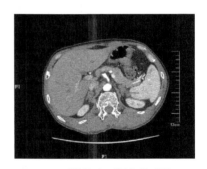

图 3-4　肾上腺 CT

激素检测　见表 3-3。

此时诊断考虑原发性慢性肾上腺皮质功能不全、肾上腺危象可能性大，给予地塞米松 10mg，每日 1 次静脉滴注。

继续完善检查　结核菌素试验（+），结核分枝杆菌 γ 干扰

表 3-3　各项激素检测

项目	结果	单位	参考值
肾素	156.14	pg/ml	4.00～24.00
血管紧张素 II	93.83	pg/ml	25.00～129.00
醛固酮	142.79	pg/ml	10.00～160.00
促肾上腺皮质激素	448.27	pg/ml	7.2～63.4
皮质醇	6.7	μg/dl	4.26～25.85

素测定(+)，肿瘤标志物阴性，抗核抗体谱阴性。甲状腺功能五项：FT3 为 8.71pmol/L ↑，余项正常。尿钠为 362.7mmol/24h ↑，尿钾 51.3mmol/24h。抗核抗体谱：阴性。

临床诊断　①肾上腺危象；②原发性肾上腺皮质功能不全；③肾上腺结核；④陈旧性肺结核。

诊治经过　激素替代＋抗结核治疗。

【病例分析】

这是一例内分泌危重症，以严重高钾血症致命性心律失常急诊就诊。围绕着高血钾、低血钠、低血压的鉴别诊断，找出了疾病的元凶——肾上腺结核导致的肾上腺功能低下。借此病例梳理一下高血钾的诊断思路：入院时血钾 8.4 mmol/L，高钾血症导致的心律失常心电图记录清晰，紧急降钾处理后情况略转稳定。

高钾血症抢救有如下措施：①对抗钾的心脏抑制。钙剂；②促进钾进入细胞。葡萄糖＋胰岛素、碳酸氢钠、β 受体激动剂；③促进排钾：经肾排钾，应用排钾利尿剂，经肠道排钾，包括阳离子交换树脂，上述排钾方式不能有效降钾，可考虑透析疗法；④减少钾的来源，停用一切含钾药物、食物及保钾利尿剂的摄入。

分析高钾原因：第一，患者心电图呈高钾血症表现，可排除假性高钾血症。第二，考虑是否存在摄入过多，此原因常在少尿的基础上，因饮食钾过多、服用含钾丰富的药物、静脉补钾过多、过快、输入大量库存血等出现高钾血症，该患者3个月内都存在食欲差和恶心呕吐等胃肠道症状，无补液、输血等病史，排除摄入过多导致高钾血症。第三，考虑排泄减少，钾主要在肾排泄，常有如下原因：①急性、慢性肾衰竭、肾小管酸中毒；②内分泌疾病：低肾素性低醛固酮血症，肾上腺皮质功能减退症；③药物：保钾利尿剂（螺内酯、氨苯蝶啶）、β受体拮抗剂、血管紧张素转换酶抑制剂、非甾体抗炎药。患者没有肾功能不全病史，未曾用过干预血钾代谢的药物，内分泌疾病危重症是需要重点关注的。第四，细胞内外转移。细胞膜转运功能障碍包括：①酸中毒；②严重失水休克组织缺氧；③剧烈运动、癫痫持续状态、破伤风等；④高钾性周期性瘫痪；⑤使用琥珀胆碱、精氨酸等药物；⑥组织破坏，如重度溶血、大面积烧伤、创伤、肿瘤、横纹肌溶解等，都要进行鉴别诊断。综合患者病史，可排除摄入过多及细胞内外转移引起的高钾血症，仍考虑肾排泄减少引起的高钾。结合患者肾功能、低钠、低血压及皮肤色素沉着的特殊体征，考虑肾上腺皮质功能减退可能性大，皮质醇、ACTH水平检测的结果证实了诊断。结合结核接触史、结核指标升高、肺部有陈旧性结核病灶及肾上腺影像学检查，排除肿瘤及自身免疫导致的肾上腺疾病，考虑导致肾上腺皮质减退的原因为肾上腺结核。

【病例点评】

程海梅主治医师：高钾血症是临床上常见的电解质紊乱之一，严重危及患者生命。遇到高钾血症的患者，不仅要知道如何处理，更要明确高钾的原因。高钾血症的主要原因概括起来主要有 4 点，即摄入过多、排泄减少、钾的分布异常、假性高钾血症。一般来说，急性高钾血症是由细胞内钾向细胞外转移所致，慢性高钾血症是由肾排钾异常所致。其中，肾排泄减少最常见的是急、慢性肾功能不全引起的肾小球滤过减少，这在临床上容易鉴别，影响尿钾排泄的药物应用病史也相对容易获得。除此之外，影响钾、钠代谢的激素失衡也会引起相关的代谢紊乱，其中，肾上腺激素缺乏是常见的原因。

肾上腺皮质功能减退时皮质激素有不同程度的不足，引起代谢紊乱与各系统、脏器的功能失常，其诊断依靠激素水平的测定。此例患者有典型的皮肤黏膜色素沉着，为原发病诊断提供了一些线索。临床中要熟悉一些内分泌常见的体征，可为疾病的诊断提供一些思路。其次，内分泌疾病的诊断包括功能诊断、定位诊断及病因诊断。明确功能诊断后，要进一步追查病因，以便针对病因治疗。总之，临床工作中要学会透过现象看本质，层层剖析，抽丝剥茧，把疾病的发生、发展搞清楚、弄明白，才能更好地治疗。

该病例诊治过程中存在一点不足——抢救治疗过程中糖皮质激素应用氢化可的松比地塞米松更适合。

（刘丽娜　程海梅）

参 考 文 献

[1] 陈家伦.原发性慢性肾上腺皮质功能减退症.内科学.北京：人民卫生出版社,2009: 744-746.

[2] 于学忠.协和急诊医学.北京.科学出版社,2011.

病例2　高血压的鉴别诊断——原发性醛固酮增多症

【病历摘要】

患者男性，39 岁，因"发现血钾降低 1 个月"入院。

现病史　患者 1 个月前查体时发现血钾降低，血钾 2.98mmol/L，偶有腹胀，无腹痛、便秘及腹泻，无心悸、四肢乏力及呼吸困难，给予氯化钾缓释片 1.0g 口服，3 次 / 日治疗。患者腹胀症状逐渐消失，停药后再次出现腹胀不适，为进一步明确诊断收入院。患者自发病以来，精神、饮食好，无口渴、多饮，无恶心、呕吐，大小便正常。

既往史　高血压病史 10 年，平素服用降压药物（厄贝沙坦150mg，1 次 / 日、苯磺酸氨氯地平 2.5mg，1 次 / 日、氢氯噻嗪

5mg，1 次 / 日）治疗，血压（150 ～ 170）/（90 ～ 100）mmHg。2 周前停用氢氯噻嗪片，厄贝沙坦片改为 300mg，1 次 / 日。苯磺酸氨氯地平片改为 5mg，1 次 / 日治疗，血压仍大于 150/90mmHg。无甘草制剂及激素类药物应用史。

家族史 家族成员体健，无高血压、低钾血症及反复肢体无力病史。

查体 血压 160/96mmHg。神志清楚，精神好。发育正常，正力体型。无满月脸、水牛背、向心性肥胖。全身皮肤无紫纹、痤疮、无色素沉着，无皮肤变薄。双眼睑无水肿，眼球无突出。甲状腺无肿大。心肺腹查体未见异常。四肢肌力、肌张力正常。双侧腱反射无减弱。

诊治经过 入院化验血常规、肝肾功能、血脂、血糖均未见异常。甲状腺功能、皮质醇节律均无异常。血钾 2.08mmol/L，同期 24 小时尿钾 31.47mmol。血气分析：pH 7.52，PaO_2 98mmHg，$PaCO_2$ 32mmHg，HCO_3^- 24.4mmol/L，BE 1.8mmol/L。该患者为肾性失钾，且合并高血压、代谢性碱中毒，多见于原发性醛固酮增多症，为避免低血钾及降压药物干扰肾素、醛固酮的测定，停用厄贝沙坦、氨氯地平片，改用哌唑嗪、地尔硫䓬片控制血压，同时给予补钾治疗。1 个月后化验血钾 3.66mmol/L，血浆肾素活性 0.878ng/（ml•h）[0.93 ～ 6.56 ng/（ml•h）]，血浆醛固酮 63.9ng/dl（2.21 ～ 35.3ng/dl），ARR 72.78。检查肾上腺 CT 示右侧肾上腺结节，大小约 1.5cm×1.9cm（图 3-5）。

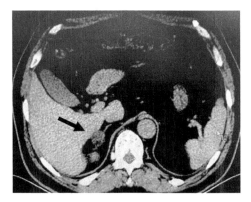

图 3-5　肾上腺 CT
肾上腺 CT 提示右侧肾上腺结节（黑色箭头所指）

综上，考虑右侧肾上腺腺瘤可能性大，转泌尿外科行腹腔镜下右侧肾上腺肿瘤切除术，术后病理为右侧肾上腺皮质腺瘤。术后 2 周，停用氯化钾缓释片，血钾 3.57mmol/L，血压 130/80mmHg，应用苯磺酸氨氯地平片 2.5mg，1 次 / 日治疗。

临床诊断　①原发性醛固酮增多症；②右侧肾上腺皮质腺瘤。

随诊　术后 2 个月，患者停用降压药物，血压（120 ～ 136）/（70 ～ 80）mmHg，血钾 4.0mmol/L，患者无腹胀等不适。

【病例分析】

该患者以低钾血症入院，引起低钾血症原因包括摄入不足、排出增加、分布异常及药物原因。患者无食欲缺乏、腹泻，无周期性麻痹及多汗、心悸、消瘦症状，可排除摄入不足、分布异常及皮肤、胃肠道钾丢失过多造成的低钾血症。因氢氯噻嗪片可导致低钾血症，停用药物 2 周后，化验血钾仍 < 3.0mmol/L，同期

尿钾 > 20mmol/24h，可明确患者低钾血症为肾性失钾。此患者为肾性失钾伴高血压，进一步化验为低肾素、高醛固酮，血浆醛固酮与肾素活性比值 > 50，最后明确为原发性醛固酮增多症。

原发性醛固酮增多症（primary aldosteronism，PA）是继发性高血压最为常见的原因。1955 年 Conn 首先定义并报道了 PA，PA 是肾上腺皮质病变导致醛固酮分泌增多，引起水、钠潴留及体液容量扩增，肾素 - 血管紧张素系统受到抑制，属于不依赖肾素 - 血管紧张素的盐皮质激素过多症。过量的醛固酮引起排钾，导致低血钾甚至碱中毒。

PA 以往被认为是少见病，在高血压人群中不足 1%，随着诊断技术的提高，特别是将血浆醛固酮与肾素活性比值（ARR）作为 PA 的筛查指标后，使相当一部分血钾正常的 PA 患者得以发现并确诊，检出率增加了 10 倍，目前推荐 ARR 作为 PA 的首选筛查指标。适用筛查人群：①持续性血压 > 160/100 mmHg、难治性高血压（联合使用 3 种降压药物，其中包括利尿剂，血压 > 140/90 mmHg；联合使用 4 种及以上降压药物，血压 < 140/90 mmHg）。②高血压合并自发性或利尿剂所致的低钾血症。③高血压合并肾上腺意外瘤。④早发性高血压家族史或早发（< 40 岁）脑血管意外家族史的高血压患者。⑤原醛症患者中存在高血压的一级亲属。⑥高血压合并阻塞性呼吸睡眠暂停。关于 ARR 结果判断标准，由于受年龄、体位、药物等诸多因素影响，国内外各中心对 ARR 切点报道不一。当醛固酮单位为 ng/dl，最常用切点

是 30，若以 50 为切点，ARR 对原发性醛固醇症诊断的敏感性为 92%，特异性达 100%。

PA 亚型包括醛固酮瘤（APA）、原发性肾上腺皮质增生（PAH）、特发性醛固酮增多症（IHA）、糖皮质激素可抑制性醛固酮增多症（GRA）、肾上腺皮质癌或异位肿瘤等。APA、PAH 应行腹腔镜手术摘除单侧肾上腺瘤或增生的肾上腺，治愈率达 70%～90%。IHA 可用醛固酮受体拮抗剂螺内酯治疗，高选择性醛固酮受体拮抗剂依普利酮治疗可避免螺内酯引起的雄激素受体拮抗不良反应。GRA 可给予生理剂量的糖皮质激素，也可使用盐皮质激素受体拮抗剂治疗。肾上腺皮质癌发现时多已有转移，可行化疗治疗。

【病例点评】

王意主治医师：PA 是由于肾上腺皮质球状带分泌过量的醛固酮而导致肾素 - 血管紧张素系统受抑制，以高血压伴或不伴低血钾、低血浆肾素及高血浆醛固酮水平为主要特征，是临床上可控制或可治愈的一种继发性高血压。该患者 29 岁诊断高血压，10 年后才确诊 PA，耽误正确诊治 10 年，提示 PA 早期筛查的重要性。随着 ARR 检测在临床的推广，使 PA 的检出率大幅提升，发现在轻中度高血压患者中占 2%～6%，顽固性高血压中达 20%，与原发性高血压相比，PA 患者有更高的心血管事件风险。因此应提高对 PA 的认识，早筛查、正确规范的诊断与治疗。

另外，PA 的临床诊治难点在于定性和定位诊断，临床医师应熟练运用确诊试验进行 PA 的定性诊断。目前主要有 4 种确诊试验，包括口服高钠饮食、氟氢可的松试验、生理盐水输注试验及卡托普利试验，这4种试验各有其优缺点，临床医师可根据患者实际情况进行选择。定位诊断方面，临床医师不能仅依靠影像学表现判定病变的类型，还要结合生化指标及双侧肾上腺静脉采血（AVS）结果进行综合分析。该患者生化指标及影像学表现较典型，未进行确诊试验，虽未影响最终诊治，但临床工作中仍应注重正确、规范的诊治流程。

（高　飞　王　意）

参 考 文 献

[1]　中华医学会内分泌学分会肾上腺学组.原发性醛固酮增多症诊断治疗的专家共识.中华内分泌代谢杂志, 2016, 32(3): 188-195.

[2]　陈家伦.临床内分泌学.上海：上海科学技术出版社，2011: 555-562.

病例 **3**　高血压、多毛、低血钾——肾上腺皮质癌

【病历摘要】

患者女性，62岁，主因"腹胀、体毛增多4个月，血压升高2周"入院。

现病史　患者于4个月前无诱因出现腹胀，无腹痛，无反酸、烧心、恶心、呕吐，无腹泻、便秘，伴眉毛、胡须、腋毛增

多，曾服用中药，腹胀有好转。2 周前查体发现血压升高，血压最高 180/110mmHg，伴乏力，诊断"高血压"，口服"阿罗洛尔 10mg，2 次 / 日，贝尼地平 8mg/ 日，培哚普利吲达帕胺 1 片 / 日"，血压控制在 120/80mmHg 左右。以"多毛查因"收入院。患者近 6 个月以来精神、体力可，饮食、睡眠可，大小便正常。

既往史　甲状腺功能亢进病史 10 余年，未规律治疗，近 2 个月服用赛治，20mg/d。

家族史　大姐患淋巴瘤，三姐患乳腺癌。

查体　BMI 18kg/m^2，无力体型，精神差，口周可见毳毛，眉毛粗重。声音低沉，喉结突出。无痤疮、脱发。腋毛明显增多，阴毛呈男性分布。甲状腺无肿大，未触及震颤，未闻及血管杂音。心率 70 次 / 分，律齐。腹部平坦，无紫纹。未触及肿块。肝脾不大，无压痛，肝区叩击痛阳性。右腹股沟区可触及多个淋巴结，较大者直径约 1.2cm，边界尚清，活动可。双手平举无震颤。

皮质醇节律和地塞米松抑制试验结果见表 3-4。

表 3-4　皮质醇节律和地塞米松抑制试验

	门诊查 8：00	病房查 8：00	病房查 16：00	病房查 0：00	病房查隔夜 1mg 地米抑制试验	病房查隔夜 8mg 地米抑制试验
皮质醇 (240 ～ 618nmol/L)	787.94	983.4	785.23	781.14	840.19	776.67
ACTH (7.2 ～ 63.3)		15.6		15.6		

各项检验见表 3-5。

表 3-5　甲状腺功能 + 性激素 + 血糖 + 电解质

指标	结果	正常范围
TSH	0.00	0.49～4.91mIU/L
FT3	5.03	3.38～6.27pmol/L
FT4	10.95	7.64～16.03pmol/L
TR-Ab	0.91	0～1.75IU/L
TPOA	46.06	0～34IU/ml
睾酮	11.78	0.1～0.75ng/ml
促卵泡激素	0.68	16.74～113.59mIU/ml
促黄体生成素	0.12	10.87～58.64 mIU/ml
雌二醇	63	20～88pg/ml
生长激素	0.24	0.01～3.67ng/ml
催乳素	6.93	2.74～19.64ng/ml
钾	2.74	3.5～5.5mmol/L
钠	145	136～146mmol/L
氯	96	96～108mmol/L
钙	2.26	2.1～2.7mmol/L
磷	1.2	0.8～1.6mmol/L
二氧化碳结合力	33	19～29mmol/L
空腹血糖	8.98	3.9～6.1mmol/L
糖化血红蛋白	7.9	4.5%～6.0%

胸部 CT　双肺多发结节，考虑转移瘤（图 3-6）。

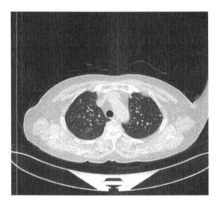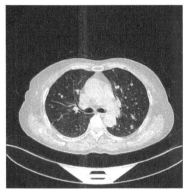

图 3-6　胸部 CT

腹部 CT　右肾上腺区肿块，考虑源于肾上腺，肝多发占位，腹膜后淋巴结（图 3-7）。鞍区 MRI 无异常。

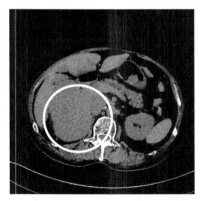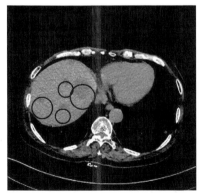

图 3-7　腹部 CT

腹部 CT 提示右肾上腺区肿块（白色圆圈）；肝多发占位（黑色圆圈）

右肾上腺占位穿刺活检 肾上腺皮质癌。免疫组化结果显示，CEA（-），CK（-），CgA（-），EMA（-），Inhibin-a（+），Ki-67（部分+30%），Melan A（+），Syn（+），Vimentin（+）。

临床诊断 ①肾上腺皮质癌（Ⅳ期）伴多发转移，皮质醇增多症，高雄激素血症；②糖尿病；③高血压。

【病例分析】

患者为老年女性，体毛增多伴血压升高，雄激素水平明显增高，血钾降低，故考虑高雄激素性多毛症。女性中常见的引起高雄激素的疾病如下：①多囊卵巢综合征，是多毛症最常见的病因，占多毛症的90%；②卵巢肿瘤，如滤泡膜细胞瘤、颗粒细胞瘤、门细胞瘤等；③库欣综合征，尤其是严重的库欣病及异位ACTH综合征、肾上腺皮质腺癌；④先天性肾上腺皮质增生症，最常见的为先天性21-羟化酶缺乏症和11β羟化酶缺乏症；⑤单纯分泌雄激素的肾上腺肿瘤，除多毛外，常伴有更明显的男性化表现，如肌肉发达、脂溢性皮炎、雄性秃等。该患者皮质醇水平升高，皮质醇节律紊乱及小剂量、大剂量地塞米松抑制试验均阳性，影像学证实肾上腺占位及多个脏器转移性占位，病理学诊断肾上腺皮质腺癌。故最后诊断为肾上腺皮质癌（Ⅳ期）伴多发转移。

肾上腺皮质癌（ACC）是一种罕见的内分泌恶性肿瘤，预后差。10岁以下儿童和40～50岁成人是肾上腺皮质癌发病的2个高峰年龄期。根据临床表现，可将肾上腺皮质癌分为功能性和无功能性两类。功能性 ACC 中混合分泌皮质醇和雄激素最常见，约占 35%，单纯分泌皮质醇和单纯分泌雄激素者分别约占 30% 和 22%，单纯女性化（睾丸萎缩、乳房增大等）约占 10%，原发性醛固酮增多症者少见约占 2.5%。无功能性 ACC 起病隐匿，多以腹部肿块、胀痛、食欲缺乏、消瘦等就诊。

临床分期是预测 ACC 预后最重要的因素，I 期的 ACC 患者 5 年生存率为 66%～82%，II 期患者为 58%～64%，III 期和 IV 期患者分别为 24%～50% 和 0～17%。

此患者肿瘤＞5cm，肝、肺及淋巴结转移，按 ENSAT 分期为 IV 期。

ACC 治疗包括手术治疗、米拓坦治疗、化学治疗、放射治疗、免疫治疗及靶向治疗等。此患者分期为 IV 期，给予米拓坦及化学治疗。

进一步分析，该患者存在显著肿瘤家族史，要考虑到 Li-Fraumeni（LFS）综合征，此综合征是遗传性肿瘤综合征，呈常染色显性遗传，以乳腺癌（女性绝经前乳腺癌）、骨与软组织肉瘤、中枢神经系统肿瘤和肾上腺皮质肿瘤等肿瘤发病高风险为特征，最常见的致病基因是 *Tp53* 基因，亦有个别患者为 *CHK2* 基因缺陷。遗憾的是，该患者行米拓坦及化学治疗效果差，患者及其家属放弃治疗出院，失随访，未能完善基因检测。

【病例点评】

程海梅主治医师：人类毛发的生长主要受雄激素调节，内源性雄激素分泌增多，或在外周转化为雄激素过多、雄激素代谢清除减慢及毛囊对雄激素敏感性增高等多种因素均可引起多毛症。女性体内雄激素主要来源于肾上腺和卵巢，这两个器官的多种病变均可导致循环中的雄激素升高而出现多毛。多毛症出现的年龄、起病、进展急缓，有无其他男性化症状及程度有助于诊断。多囊卵巢综合征及先天性肾上腺皮质增生症患者起病隐匿且病情进展缓慢，如青春期后出现多毛且进展较快并伴有较突出男性表现，需注意卵巢或肾上腺来源的分泌雄激素的肿瘤，激素水平及影像学检查有助于进一步诊断。

　　该病例诊治过程中的不足：缺少妇科彩超检查，无法排除妇科肿瘤；该患者有高血压、低钾血症，缺少醛固酮水平的检测。该患者存在明显肿瘤家族史，也考虑到 Li-Fraumeni（LFS）的可能，遗憾的是缺少患者及其家族成员基因的检测，没能完善更精准的病因诊断。提示我们临床工作中要注重罕见病例的资料的收集。

（朱泊羽　程海梅）

参 考 文 献

[1] Lee SB, Kim SH, Bell DW, et al. Destabilization of CHK2 by a missense mutation associated with Li—Fraumeni syndromel. Cancer Res, 2001, 61: 8062-8067.

[2] Liber R. Adrenoconical carcinoma(Acc): diagnosis, prognosis, and

treatment.Front Cell Dev Biol, 2015, 3: 45.DOI: 10.3389/fcell.2015.00045.

[3]　Ruijs MW, Verhoef S, Rookus MA, TP53 germline mutation testing in 1 80 families suspected of Li. Fraumeni syndrome: mutation detection rate and relative frequency of cancers in different familial phenotypesl. J Med Genet, 2010, 47: 421-428.

[4]　Stmtakis CA. Adrenal cancer in 2013: Time to individualizetreatment for adrenocortical callcer?. Nat Rev Endocrinol, 2014, 10(2): 76-78. /D01: 10. 1038/nrendo, 2013: 263.

第4章 性腺疾病

病例1 提前"长大"的孩子——原发性甲状腺功能减退症合并性早熟

【病历摘要】

患者，女性，6.5 岁，因"多毛、体重增加 3 年，乳房发育 1 年"入院。

现病史 患者 3 年前无明显诱因出现多毛，以四肢汗毛增粗增长为主，伴有体重增加，均匀性肥胖，四肢皮肤粗糙，未诊治。1 年前出现乳房发育，无阴毛、腋毛生长，无多尿、多饮、多食易饥，无视野缺损，无头晕、头痛，无嗅觉障碍，智力可。饮食、睡眠、小便正常，大便干燥，3 年内体重较前增加 15kg。

查体 体温 36.3℃，脉搏 80 次 / 分，呼吸 22 次 / 分，血压 89/52mmHg，身高 115cm，体重 31kg，BMI 23.4kg/m²，腰围 63cm，臀围 53cm，腰臀比 1.19。发育正常，营养良好，均匀性肥胖，言语流利，问答合理，颈部皮肤可见色素沉着，四肢皮肤粗糙，四肢及躯干毛发浓密，无腋毛、阴毛，双侧上眼睑可见手术瘢痕，双眼睑肌力可。甲状腺 I 度肿大。可见乳房发育，乳房、乳晕呈单个小丘状隆起，外生殖器呈幼稚型，心、肺、腹（－），四肢无明显水肿。

实验室检查　血、尿、粪常规；肝、肾功能，血电解质未示明显异常，血脂胆固醇明显升高（三酰甘油 1.73mmol/L，总胆固醇 7.26mmol/L，高密度脂蛋白 1.23mmol/L，低密度脂蛋白 5.16mmol/L），性激素六项未见明显异常，甲状腺功能五项提示甲状腺功能减退，甲状腺自身抗体阳性，皮质醇节律紊乱，完善小剂量地塞米松抑制试验，皮质醇可被抑制，醛固酮、生长激素及 OGTT 试验未见明显异常（表 4-1）。

表 4-1　各项实验室检查结果

项目		结果	参考范围
甲状腺功能五项	FT3	0.88 pmol/L	3.5 ～ 6.5pmol/L
	FT4	4.84 pmol/L	11.5 ～ 22.7pmol/L
	TSH	> 150.0 μIU/ml	0.55 ～ 4.78 μIU/ml
	TG-Ab	> 500.0U/ml	0.00 ～ 60.00U/ml
	TPO-Ab	> 1300.0U/ml	0.00 ～ 60.00U/ml
皮质醇节律	08：00	10.1 μg/dl	07：00 ～ 09：00　4.30 ～ 22.4 μg/dl
	16：00	8.53 μg/dl	15：00 ～ 17：00　3.09 ～ 16.66 μg/dl
	00：00	9.8 μg/dl	
	小剂量地塞米松抑制后		
	皮质醇 0.5 μg/dl		
ACTH	08：00	9.38pg/ml	7.20 ～ 63.4 pg/ml
	16：00	9.47pg/ml	
	00：00	10.98pg/ml	

续表

项目	结果	参考范围
性激素六项	E2 < 10pmol/L	10 ～ 28 pmol/L
	LH 0.02mIU/ml	5.16 ～ 61.99 mIU/ml
	PRL 22.38ng/ml	1.20 ～ 29.93 ng/ml
	PRGE 0.1ng/ml	0.1 ～ 0.2 ng/ml
	FSH 2.30 mIU/ml	26.72 ～ 133.41 mIU/ml
	T < 0.45nmol/L	0.38 ～ 1.97 nmol/L
生长激素	8：00 0.147	女（0 ～ 10 岁）0.120 ～ 7.790
	8：30 0.112	
	9：00 0.087	
立位高血压组	直接肾素 5.80μIU/ml	4.4 ～ 46.1 μIU/ml
	醛固酮 2.40ng/dl	3.0 ～ 35.3ng/dl
	ARR 0.414	0 ～ 4.3
OGTT 试验	0 分钟 4.18 mmol/L	3.89 ～ 6.11mmol/L
	30 分钟 6.50mmol/L	
	60 分钟 7.36mmol/L	
	120 分钟 3.45mmol/L	
胰岛素释放试验	0 分钟 16.57mU/L	3 ～ 25mU/L
	30 分钟 44.61mU/L	
	60 分钟 168.74mU/L	
	120 分钟 8.58mU/L	

辅助检查 心电图、骨密度、胸部 X 线片、肾上腺 CT 未见明显异常。甲状腺彩超：甲状腺体积增大，甲状腺实质回声欠均匀。左手腕 X 线片测骨龄：6 岁。垂体 MRI 示垂体略饱满（高约 0.8cm，对称，垂体柄居中）。妇科彩超：盆腔左侧混合性回声，卵巢增大（体

积 6.9535cm³) 并多囊性改变？ [单侧卵巢容积（长 × 宽 × 厚 × 0.5233）≥ 3cm³，见多个直径 ≥ 4mm 的卵泡，提示卵巢已进入青春发育状态]。

临床诊断　①原发性甲状腺功能减退；② Van Wyk-Grumbach 综合征；③血脂异常。

诊治经过　左甲状腺素钠 50μg，口服，一日 1 次，1 个月后复查甲状腺功能，调整药物剂量，3 个月后复查垂体 MRI 及妇科彩超。

复查结果见表 4-2。

表 4-2　复查甲状腺功能结果

项目	结果		参考范围
甲状腺功能五项	FT3	3.19pmol/L	3.5 ～ 6.5pmol/L
	FT4	11.70pmol/L	11.5 ～ 22.7pmol/L
	TSH	> 150.0μIU/ml	0.55 ～ 4.78μIU/ml
	TG-Ab	> 500.0U/ml	0.00 ～ 60.00U/ml
	TPO-Ab	> 1300.0U/ml	0.00 ～ 60.00U/ml

调整左甲状腺素钠为 75μg，每日 1 次，嘱 1 周后加量至 100μg。

比较遗憾的是，该患者后来失访了。

【病例分析】

原发性甲状腺功能减退病因有多种，常见病因见表 4-3。

表 4-3 原发性甲状腺功能减退常见病因分类

获得性	桥本甲状腺炎（慢性淋巴细胞性甲状腺炎） 特发性黏液性水肿 甲状腺全切或次全切术后 甲状腺功能亢进碘治疗后 晚期 Graves 病 颈部疾病放射治疗后
TH 合成障碍	缺碘性地方性甲状腺肿 碘过多 药物诱发（碳酸锂、硫脲类、过氯酸钾等）
先天性因素	缺碘或口服过量抗甲状腺药物孕妇的婴儿 先天性甲状腺不发育 异位甲状腺 TSH 不敏感综合征及基因病变等

幼年型甲状腺功能减退常表现为生长缓慢、青春期延迟。偶有性发育异常，女童可出现乳房发育、多卵泡发育及阴道出血，男性患者出现巨大睾丸，但不伴有性毛出现。其检验结果示极高的血 TSH 浓度，血 FSH、LH、T、E2、P、PRL 水平不高；原发性甲状腺功能减退时，对下丘脑垂体负反馈作用减弱，TRH 过度分泌，刺激垂体 TSH 细胞增生，致垂体反应性增生，表现为腺瘤样增生。

据报道性早熟在严重甲状腺功能减退（TSH > 100mIU/L）

儿童中的发生率为 24%，1905 年 Kendle 首次对原发性甲状腺功能减退合并性早熟进行描述，1960 年 Van Wyk 和 Grumbach 将其命名为 Van Wyk and Grumbach syndrome，该病的特点是青少年原发性甲状腺功能减退合并性早熟，在甲状腺激素替代治疗后性早熟可逆转。该病的发病机制不十分明确，目前认为，其可能的发病机制如下：甲状腺功能减退时下丘脑分泌的促甲状腺素释放激素（TRH）增加，由于分泌促甲状腺素（TSH）的细胞与分泌 PRL、LH、FSH 的细胞具有同源性，因此，TRH 不仅促进垂体分泌 TSH 增多同时也促进 PRL 和 LH、FSH 分泌。还有另一个理论是目前比较公认的：高水平 TSH 直接作用于 FSH 受体，启动性早熟，TSH、FSH、LH 和人类绒毛促性腺激素的亚单位在本质上一样，与相同基因关联，区别仅在于糖基化不同和亚基特异性，高浓度 TSH 可以直接刺激并激活 FSH 受体，而高度刺激性器官，女童表现为阴道出血、多发性卵巢囊肿，男童表现为睾丸增大。本病患者经甲状腺激素替代治疗后临床症状和实验室指标可明显改善。

【病例点评】

徐春主任医师：本病为幼儿型严重甲状腺功能减退合并性发育，诊治过程中不能忽视 Van Wyk-Grumbach 综合征。该病是指继发于原发性甲状腺功能减退症的综合征，主要临床表现为儿童长期原发性甲状腺功能减退伴同性早熟，女孩可表现为乳房发育、阴道出血、卵巢异常发育增大、卵巢囊肿，男孩可表现为巨睾丸，患儿阴毛、腋毛不发育，可继发垂体瘤样增生。本病经甲状腺激素替代治疗后，临床症状和实验室指标均可得到明显改善。注意这类患者需终身补充甲状腺激素。

（滕雅芹　徐　春）

参 考 文 献

[1]　廖二元. 内分泌代谢病学. 第 3 版. 北京：人民卫生出版社, 2012, 996-1010.

[2]　祝婕, 于飞. 中国当代医.Van Wyk-Grumbach 综合征临床特点及发病机制分析, 2016, 2(23): 44-49.

[3]　Cabrera SM, DiMeglio LA, Eugster EA.Incidence and characteristics of pseudoprecocious puberty because of primary hypothyroidism.J Pediatr, 2013, 162(3): 637-639.

[4]　Chattopadhyay A, Kumar V, Marulaiah M.Polycystic ovaries precocious puberty and acquired hypothyroidism the Van Wyk and Grumbach syndrome.J Pediatr Surg, 2003, 38(9): 1390-1392.

病例 2　男性体毛稀疏正常吗——Klinefelter 综合征

【病历摘要】

患者男性，25 岁，主因"发现体毛稀少 1 年，双侧乳腺发育 2 个月"入院。

现病史 患者 1 年前发现无胡须，腋毛、腿毛稀疏。2 个月前发现双侧乳腺增大，血睾酮 1.06nmol/L（4.27 ～ 28.24nmol/L），促黄体生成素 18.19mIU/ml（1.5 ～ 9.3mIU/ml），促卵泡激素 34.1IU/L（1.1 ～ 18.1IU/L），雌二醇、泌乳素正常。

既往史 体健，无药物及射线接触史。未婚、未育，其父母表型、智力正常，身体健康，非近亲婚配。有一弟，智力发育正常，身体健康，无类似问题。

查体 血压 120/70mmHg，体重 90kg，身高 178cm，上部量 85cm，下部量 93cm，指尖距 183cm。智力正常，四肢细长，喉结不明显，声音稍尖细，肌肉欠发达，皮肤细腻，无胡须，腋毛、腿毛稀疏，阴毛呈女性分布，肺部、心脏、腹部及神经系统未见异常，阴茎长 5cm，双侧睾丸体积小，质硬，无压痛。

实验室检查 ①血清激素检测：血睾酮 0.72ng/ml（1.75 ～ 7.81ng/ml），催乳素 11.51ng/ml（2.64 ～ 13.13ng/ml），促卵泡激素 32.56mIU/ml（1.27 ～ 19.2mIU/ml），促黄体激素 15.65mIU/ml（1.24 ～ 8.62mIU/ml），雌二醇、生长激素未见异常。皮质醇节律正常。甲状腺功能、甲状旁腺功能无异常。②精液检查：外观灰白色，精液量 0.1ml，镜下未见精子，见大量卵磷脂小体。③血常规、肝肾功能、电解质、心肌酶、血脂、血糖、尿酸无异常。④睾丸彩超：双侧睾丸体积小，左侧大小约 1.7cm×0.7cm，右侧大小约 1.7cm×0.7cm，左右对称，包膜光滑，边界清晰，内部回声中等，分布尚均匀，可见点状血流信号。双侧附睾大小正常，回声均匀，内未见明显异常回声。精索静脉：左侧精索增粗，迂曲扩张,宽约 3.2cm, Valsalva 试验时曲张静脉可见血流彩色反转，放松后血流束短暂增宽，双侧鞘膜腔未见明显无回声区。⑤乳腺超声：双侧乳头后方可见腺体样结构，右侧较厚处约 0.6cm，左侧较厚处约 0.6cm，周围未见明确占位，提示男性乳腺发育声像图改变。⑥甲状腺超声、腹部超声未见明显异常。⑦垂体 MRI：鞍区垂体向上隆起，其内见类圆形病变，大小约 0.56cm×0.6cm，呈等 T_1 长 T_2 信号，病变边界清，信号不均匀，增强扫描后病变内见轻度不均匀强化，鞍底稍下陷，垂体柄尚居中，视交叉尚可。

外周血染色体核型检查　47，XXY（图 4-1）。

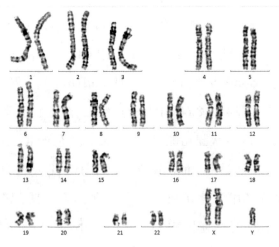

图 4-1　外周血染色体核型

　　临床诊断　①Klinefelter 综合征；②垂体微腺瘤（无功能）。

　　诊治经过　十一酸睾酮注射液 0.25g 肌内注射，每月 1 次，定期监测性功能、身体力量、红细胞计数及前列腺特异性抗原等。必要时可考虑手术切除乳房内乳腺及脂肪组织。

　　【病例分析】

　　此患者表现为体毛稀少、乳腺发育、睾丸小而硬、无精子、身材高大、下肢过长、骨骼比例失调、低睾酮、高促性腺激素、染色体 47，XXY，可以明确诊断为 Klinefelter 综合征（简称克氏综合征）。

　　根据男性性腺功能减退症诊断流程（图 4-2），根据血清性激素检测水平判断疾病的部位。患者血清睾酮水平降低，促卵泡激素（FSH）、促黄体激素（LH）水平升高时，为高促性腺激素性性腺功能减退症，又称原发性性腺功能减退症，是先天性或后天性原因造成的性腺本身功能的减退。先天性病因有染色体异常（克氏综合征）、先天性性腺发育不全或缺如、17- 羟化酶缺乏症、雄激素抵抗综合征等。后天性病因有炎症（病毒性睾丸炎）、创伤、放射性损伤或系统性疾病（如淀粉样变、霍奇金病、镰状细胞性贫血、肉芽肿性疾病、多腺体自身免疫性功能衰竭综合征，以及营养不良、肾衰竭、肝疾病、肌强直性营养不良、截瘫和中毒）所引起的睾丸损伤。如果血清睾酮水平降低，同时 FSH、LH 水平不升高（正常或降低），为低促性腺激素性性腺功能减退症，是由于下丘脑和（或）垂体异常，导致促性腺激素和性激素分泌

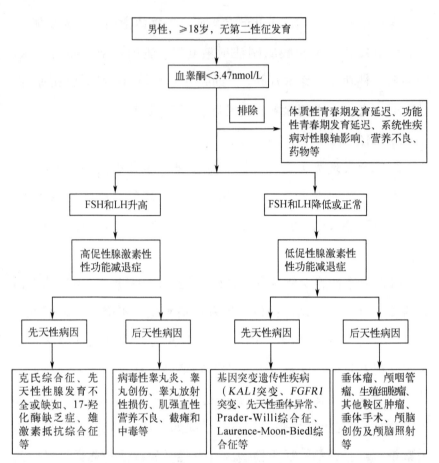

图 4-2　男性性腺功能减退症诊断流程

减少，而引起性腺功能减退的一组异质性疾病。低促性腺激素性性功能减退症分为先天性和获得性，前者主要由基因突变遗传性疾病（KAL1 突变、FGFR1 突变、先天性垂体异常、Prader-Willi 综合征、Laurence-Moon-Biedl 综合征）所引起，后者病因主要有垂体瘤（垂体 PRL 瘤、垂体 ACTH 瘤、垂体 GH 瘤、垂体无功能瘤)、颅咽管瘤、生殖细胞瘤、其他鞍区肿瘤(脊索瘤、星形细胞瘤、脑膜瘤)、垂体手术、颅脑创伤及颅脑照射等。

Klinefelter 综合征属于先天性低促性腺激素性性功能减退症,是一种常见的性染色异常性疾病,迄今发现的染色体核型共有 30 余种,绝大多数患者的核型为 47,XXY,其他核型包括 48,XXXY/49,XXXXY 及嵌合型 46,XY/47,XXY、46,XX/47,XXY 等。患者的 X 染色体越多,智力发育障碍越严重,男性化障碍程度越明显,并伴有躯体畸形。病因可能来自父方,精原细胞进行减数分裂时,染色体没有分裂,出现了 XY 配子,也可能来自母方,即卵原细胞进行减数分裂时,染色体没有分裂,出现 XX 配子,它们与正常的 X 或 Y 配子结合即产生非整倍体合子。目前治疗方法是雄激素替代治疗,目的是刺激雄激素的靶组织、靶器官发育,促进第二性征的出现并维持性功能。无精子和不育是克氏综合征患者的重要特征之一,睾丸活检组织学研究发现可能存在灶性生精,即在精小管普遍变性的基础上,存在个别或少数发育相对正常的精小管,应用显微镜睾丸取精技术,44% ～ 55% 的克氏综合征患者可从睾丸中获取精子,再通过卵细胞浆内单精子注射辅助生殖技术,妊娠成功率可达20% ～ 25%。

该患者垂体影像学显示垂体微腺瘤,功能性垂体瘤还可通过释放过量的垂体激素影响性腺轴功能,垂体瘤也是继发性性腺功能减退症的重要原因,此患者无垂体其他激素异常,目前考虑为无功能垂体微腺瘤。

【病例点评】

朱泊羽主治医师：男性乳房发育症是由生理性或病理性因素引起雌激素与雄激素比例失调导致的男性乳房组织异常发育、乳腺结缔组织异常增生的一种临床病症。病理性因素包括雌激素水平升高、雄激素分泌减少、雄激素受体不敏感、其他疾病（如甲状腺功能亢进、甲状腺功能减退、慢性肾衰竭、营养不良）等。此患者根据病史排除甲状腺功能亢进、甲状腺功能减退、肾衰竭因素，化验提示高促性腺激素性性功能减退症，染色体证实为Klinefelter 综合征。

Klinefelter 综合征在各发育阶段均可有一些特殊表现，婴儿期可有出生体重低、头围小、阴茎小或隐睾，儿童期可能存在语言、阅读、拼写障碍和学习困难，青春期后表现为身高较高、四肢长、躯干短、皮肤细白、阴毛及胡须稀少，根据临床表现，可及早发现异常，尽早诊断，及时启动治疗。

睾酮对正常骨生长、代谢、骨量维持起重要调节作用，睾酮缺乏是男性骨质疏松症最主要的原因之一，此患者应进一步明确是否合并骨质疏松症，并定期监测骨密度。

Klinefelter 综合征患者代谢性疾病发生率较高，如胰岛素抵抗、空腹胰岛素水平升高、血糖升高、LDL 升高、HDL 降低等。患者应定期检测血糖，完善胰岛素检测。

（高　飞　朱泊羽）

参 考 文 献

[1] 陈家伦.临床内分泌学.上海：上海科学技术出版社，2011: 719-729.

[2] 窦京涛，谷伟军.特发性低促性腺性性功能减退症诊治专家共识.中华内科杂志，2015, 54(8): 739-742.

[3] 刘彦玲，李小英.性腺功能减退症的遗传学研究进展.临床内科杂志，2014, 31(6): 372-374.

第 5 章 代谢性疾病

病例 1 处于灰色地带的糖尿病——成人隐匿性自身免疫糖尿病

【病历摘要】

患者男性，46 岁。糖尿病病史 1 年，自行控制饮食，未应用药物治疗。因劳累后出现乏力、恶心入院。既往体健。无糖尿病家族史。

查体 BMI 20.55kg/m²，生命体征平稳。心肺腹（－）。血常规、肝肾功能、血脂无异常，空腹血糖 16.96mmol/L。糖化血红蛋白 9.5%。血气分析：pH7.42，PO_2 102mmHg，PCO_2 38mmHg，HCO_3^- 24.4mmol/L，BE 1.8mmol/L。

尿常规 尿糖（＋－），尿蛋白（＋－），尿酮体（＋）。

胰岛相关抗体 GADA＞2000U/ml（0.0～5.0U/ml），IAA、IA-2A、ZnT8A、ICA 阴性。空腹 C 肽 1.17ng/ml（1.1～4.4ng/ml），2 小时 C 肽 1.8ng/ml。甲状腺功能正常，TGAb、TPOAb 阴性。

临床诊断 成人隐匿性自身免疫糖尿病、糖尿病酮症。补液消酮后给予胰岛素多次皮下注射治疗。40 天后复查空腹 C 肽 2.25ng/ml，2 小时 C 肽 2.7ng/ml。目前应用甘精胰岛素注射液 8IU 皮下注射 1 次 / 日，二甲双胍片 0.5g 口服，3 次 / 日，沙格列汀片 5mg 口服，1 次 / 日，监测空腹血糖 5 ~ 6mmol/L，餐后 2 小时血糖 6 ~ 8mmol/L。

【病例分析】

该患者为中年男性，糖尿病病史 1 年，未应用药物治疗，未发生严重糖尿病急性并发症，无糖尿病家族史，可排除典型 1 型糖尿病及特殊类型糖尿病。患者 BMI 20.55kg/m^2，不属于 2 型糖尿病肥胖体型，且化验发现谷氨酸脱羧酶抗体阳性，以上均支持成人隐匿性自身免疫糖尿病（LADA）诊断。LADA 是一种胰岛自身反应性 T 细胞介导的，导致胰岛 β 细胞损害的自身免疫性糖尿病。属于免疫介导性 1 型糖尿病的亚型，临床特点不同于经典 1 型糖尿病（T1DM），更多是介于 1 型糖尿病（T1DM）和 2 型糖尿病（T2DM）的中间状态。早期临床表现貌似 T2DM，但以胰岛细胞遭受缓慢的自身免疫损害为特征，胰岛功能衰退速度是 T2DM 的 3 倍。2012 年中华医学会提出 LADA 的诊疗共识，明确提出诊断标准：①患者年龄 ≥ 18 岁；②胰岛自身抗体阳性；③诊断糖尿病后 6 个月不依赖胰岛素治疗；④排除妊娠糖尿病及其他特殊类型糖尿病。该患者均符合上述诊断标准，故诊断为 LADA。

LADA 的诊断主要依靠血清免疫学标志物 [谷氨酸脱羧酶抗体（GADA）、蛋白酪氨酸磷酸酶 2 抗体（IA-2A）、胰岛素自身抗体（IAA）、胰岛细胞抗体（ICA）、锌转运体 8 抗体（ZnT8A）]。GADA 是诊断 LADA 最为明确的血清学抗体，GADA 滴度与胰岛功能指标 C- 肽和胰岛素水平有很好的相关性，研究发现高滴度 GADA 患者在临床表现上更接近于 1 型糖尿病，而低滴度的患者则更接近于 2 型糖尿病。因此，GADA 滴度在一定程度上反映患者胰岛细胞损伤程度。ICA 和 IA-2A 是最早发现诊断 LADA 的抗体。研究发现 GADA、IA-2A、ICA 同时阳性与 GADA 单一阳性的患者相比，前者更接近 T1DM 的表现。一项针对中国患者的研究发现，ZnT8A 能提高中国人群中 LADA 的诊断敏感性。总之，仅靠单一抗体的检测难以保证诊断的准确性，通常需要多种抗体进行诊断，目前最有意义的抗体是 GADA 和 ICA。

【病例点评】

王意主治医师：该病例告诫我们糖尿病分型的重要性。目前我国 18 岁以上初诊 2 型糖尿病中 LADA 的患病率为 6.1%，故新诊断的糖尿病患者，应该做必要的检查和详细的病史采集，给予糖尿病的精准分型诊断，以达到精准治疗。LADA 存在非胰岛素依赖及胰岛素依赖 2 个临床阶段，对 LADA 的诊断和治疗的重点在非胰岛素依赖阶段。在此阶段中，治疗目的在于减少胰岛素自身免疫损害、保护残存 β 细胞功能、延缓胰岛素依赖阶段的出现、严格控制血糖、防止并发症。

　　针对哪种治疗更适合 LADA 患者仍是未解决的问题，依旧缺乏大样本、多中心研究证实。目前比较公认的治疗 LADA 的措施包括：①避免使用磺脲类药物，因其可增加胰岛素自身抗原表达，使 LADA 患者的胰岛 β 细胞功能减退增快；②如 LADA 患者代谢状态（血糖、糖化血红蛋白、胰岛功能等）良好，可考虑使用除磺脲类外的其他口服降糖药治疗，直至进展至胰岛素依赖阶段；③胰岛自身抗体高滴度且代谢状况较差的 LADA 患者，应早期使用胰岛素治疗；④维生素 D 的早期使用呈现出胰岛细胞功能的保护作用，联合胰岛素较单用胰岛素能更好地保护空腹 C 肽水平；⑤噻唑烷二酮类药物具有抗炎及免疫调节作用，治疗 LADA 也具有潜在的优越性。

（高　飞　王　意）

参 考 文 献

[1]　刘艺文，李玉秀. 自身免疫性糖尿病相关抗体检测的研究进展. 中华老年多器官疾病杂志, 2016, 15(1): 69-72.

[2]　向宇飞，周智广. 关于中国成人自身免疫糖尿病的首项全国性多中心研究. 中华内分泌代谢杂志, 2013, 29(6): 443-445.

[3]　中华医学会糖尿病学分会. 成人隐匿性自身免疫糖尿病诊疗的共识. 中华糖尿病杂志, 2012, 4(11): 641-645.

病例 2　胰岛功能突然消失——暴发性 1 型糖尿病

【病历摘要】

男性，48 岁。因"发热 1 周，口渴、多饮伴呕吐 2 天"入院。

现病史　患者于 1 周前因受凉、劳累后出现发热，体温最高 38.7℃，无咽痛、流涕，无咳嗽、咳痰，无腹痛、腹泻。自服抗生素及退热对症治疗，5 天前体温已降至正常。2 天前无明显诱因出现口渴、多饮、多尿，饮水量为 4000 ~ 6000 ml，伴有呕吐，呕吐物为胃内容物，无咖啡样物质。无头痛，无胸闷、憋喘，无腹痛、腹泻。我院急诊科查血糖 40.6mmol/L，尿糖（++++），酮体（+++）。为进一步诊治收住我科。患者自发病以来精神、体力尚可，食欲缺乏，大便正常，体重无明显变化。

既往史　体健，否认糖尿病家族史。

查体　体温 36.2℃，脉搏 80 次 / 分，呼吸 20 次 / 分，血压 120/80mmHg。体型偏瘦，BMI 20.4kg/m^2，无颜面潮红，皮肤干燥，深大呼吸、带有烂苹果味。咽部无充血，甲状腺查体无异常。心、肺、腹查体无明显阳性体征。

实验室检查　见表 5-1。

血常规、肌酸激酶、肾功能均正常，人单纯疱疹病毒 IgG 阳性，胰岛自身抗体 IAA、ICA、GADA 均阴性，甲状腺功能、垂体功能均正常，腹部彩超及 CT 未提示异常。

临床诊断　①暴发性 1 型糖尿病；②糖尿病酮症酸中毒。

诊治经过　入院后按照 DKA 治疗原则给予积极补液、小剂量胰岛素静脉滴注、纠正电解质及酸碱失衡、对症及支持治疗。DKA 纠正后，给予长效胰岛素＋餐时速效胰岛素强化治疗。出院前空腹血糖波动在 4.9 ～ 8.9mmol/L，餐后 2 小时血糖波动为 6.7 ～ 16.9mmol/L，谷草转氨酶、谷丙转氨酶、淀粉酶均恢复正常水平（表 5-1）。

表 5-1　实验室检查结果

参数	入院时	出院前	出院 3 个月后	参考值
生化				
血糖（mmol/L）	40.6	6.7	7.8	3.9 ～ 6.1
谷丙转氨酶（IU/L）	140	26	21	1 ～ 40
谷草转氨酶（IU/L）	93	30	25	1 ～ 40
钾（mmol/L）	4.9			3.5 ～ 5.5
钠（mmol/L）	139			136 ～ 146
淀粉酶（U/L）	293	58	42	28 ～ 100
脂肪酶（U/L）	40	37	35	13 ～ 63
三酰甘油（mmol/L）	1.5			0.34 ～ 1.7
糖化血红蛋白				
HbA1c	6.8%		7.2	4.5% ～ 6.0%
尿常规				
尿糖	++++	+	+	阴性
酮体	+++	－	－	阴性
蛋白	－	－	－	阴性
血气分析				
pH	7.28	7.40		7.35 ～ 7.45
HCO_3^-（mmol/L）	5.9	25		22 ～ 27

参数	入院时	出院前	出院 3 个月后	参考值
碱剩余	− 17.3	1.6		− 2 ～ 3
胰岛功能				
空腹 C 肽（ng/ml）	0.0		0.0	1.1 ～ 4.4
餐后 0.5 小时 C 肽（ng/ml）	0.0		0.2	
餐后 1 小时 C 肽（ng/ml）	0.0		0.1	
餐后 2 小时 C 肽（ng/ml）	0.0		0.0	

随访 出院 3 个月后复诊，院外继续使用长效胰岛素＋餐时速效胰岛素皮下注射强化治疗，平日监测空腹血糖波动在 3.5 ～ 9.0mmol/L，餐后 2 小时血糖波动在 4.9 ～ 18.5mmol/L。空腹 C 肽、餐后 C 肽均未有明显改善（表 5-1）。

【病例分析】

1. 临床特征 中年患者，急性发病，发病前有发热症状，口渴、多饮症状 2 天后出现糖尿病酮症酸中毒，胰岛功能几乎丧失，HbA1c 仅 6.8%。与暴发性 1 型糖尿病（fulminant type 1 diabetes mellitus，FT1DM）的临床特征相符。

2. FT1DM FT1DM 是 2000 年 Imagawa 等在日本人新诊断 1 型糖尿病患者中发现一组（11 例）以胰岛 β 细胞呈超急性、完全且不可逆破坏，血糖急骤升高，迅速进展为糖尿病酮症酸中毒，缺乏糖尿病相关自身抗体为特征的病例，认为这可能是 1 型糖尿病的一种特殊类型,命名为"暴发性 1 型糖尿病（FT1DM）"。

该病报道存在明显地域差异，即东亚地区尤其是日本多见，欧美、非洲国家少见甚至罕见。目前全球仍缺乏大样本统计数据。其中日本及韩国的初步流行病学研究表明在以酮症或 DKA 发病的 1 型糖尿病患者中，FT1DM 分别占 19.4% 和 7.1%。我国周智广等对湖南汉族人群的研究显示其患病率约为 1 型糖尿病的 10%。平均发病年龄为 39.1 岁，以 20 岁以上多见，男女发病率无明显差别，发病与妊娠相关。

FT1DM 的病因和发病机制尚不十分清楚，目前认为可能与遗传（HLA 基因型）、环境（病毒感染）、自身免疫及妊娠等因素有关。其中由于大多数患者在起病前 2 周内有前驱感染病史，提示病毒感染可能与发病有关。目前发现相关的病毒有柯萨奇病毒、埃可病毒、轮状病毒和疱疹病毒。该病例住院期间病毒抗体检测显示人单纯疱疹病毒 IgG 阳性，这与文献报道类似。同时随着研究的进一步深入，越来越多的证据表明自身免疫反应至少参与了部分 FT1DM 的发病，故不能将检测到胰岛自身抗体作为排除标准。

3.诊断依据　目前国际上尚无统一的 FT1DM 诊断标准，多采用 2012 年日本糖尿病协会的标准。

（1）出现糖代谢紊乱症状（口干、多饮、多尿）约 1 周内发生糖尿病酮症或酮症酸中毒（DKA）。

（2）初诊时血糖水平 $\geq$ 16.0mmol/L 且 HbA1c < 8.7%。

（3）空腹血清 C 肽水平 < 0.3ng/ml、胰高血糖素兴奋或进食

后 C 肽峰值＜ 0.5ng/ml。

FT1DM 常伴有其他表现，如起病前常有前驱症状如发热、上呼吸道感染或胃肠道症状；多数患者可出现肝酶、胰酶、肌酶升高。该患者符合以上标准，可诊断 FT1DM。

4.诊治经过　按照 DKA 治疗原则积极救治，DKA 纠正后，可改为每日多次皮下胰岛素注射或使用胰岛素泵治疗。FT1DM 患者终身依赖胰岛素治疗。

【病例点评】

王宏宇副主任医师：本病例告诉我们，在糖尿病的诊治过程中要重视分型。对迅速发生糖尿病酮症或酮症酸中毒的患者，应常规筛查胰岛自身抗体、糖化血红蛋白、胰岛功能等。

FT1DM 属于 1 型糖尿病。1 型糖尿病分为 1A 型（自身免疫性）和 1B 型（特发性）糖尿病。1A 型的特点是患者血中可以检测到胰岛自身抗体。1B 型包括 3 种类型：第一种为酮症倾向，需要长期胰岛素治疗；第二种在特定阶段发生酮症酸中毒，其后可长期不需要胰岛素治疗；第三种就是 FT1DM。FT1DM 发病非常迅速，从胰岛 β 细胞功能正常、血糖正常到胰岛 β 细胞完全破坏及酮症酸中毒仅仅历时几日，一般很少超过 1 周。对于 FT1DM 的诊断，也有学者提出不同的标准，但要点都是急速起病而胰岛功能几近丧失。

目前对 FT1DM 患者的随访研究表明，酮症酸中毒纠正后肝酶、胰酶及肌酶等均能在 2 ～ 3 周恢复正常，但未观察到胰岛功能的恢复，均长期依赖胰岛素治疗。同时较经典 1 型糖尿病，FT1DM 患者胰岛功能更差、胰岛素使用剂量更高，且低血糖发生率、糖尿病并发症的发病风险更高。因此要引起临床医师的高度重视，正确的诊断和及时、恰当的治疗对病情的转归至关重要。

（王　意　闫赋琴　王宏宇）

参 考 文 献

[1]　陈家伦, 宁光. 临床内分泌学. 上海：上海科学技术出版社, 2011: 564.

[2]　周健, 包玉倩, 等. 暴发性 1 型糖尿病的临床特征及治疗策略探讨. 中华糖尿病杂志, 2009, 1: 34-38.

[3]　Imagawa A, Hanafusa T, Awata T, et al. Report of the committee of the Japan diabetes society on the research of fulminant and acute‑onset type 1 diabetes mellitus: new diagnostic criteria of fulminant type 1 diabetes mellitus(2012). J Diabetes Investig, 2012, 3(6): 536-539. DOI: 10.1111/jdi.12024.

病例 3　反复低血糖的原因——胰岛素瘤

【病历摘要】

患者，女性，27 岁，因"反复发作心慌、多汗、饥饿感 10 年"入院。

现病史　患者常于月经期间无明显诱因出现出汗、心慌、饥饿感，口服含糖食物可缓解，一般发生于早晨起床时，当时未监测血糖，多家医院就诊，查血糖为 2.3 ～ 3.0mmol/L，给予口服或静脉注射 50% 葡萄糖后缓解，多次查胰腺超声均未见异常，诊断"饥饿性低血糖"。本次月经第 2 日晨起时出现出汗、心慌、饥饿感、视物模糊，到医院查指血血糖 1.5mmol/L，静脉注射 50% 葡萄糖后缓解。以低血糖查因收住院。自患病以来，体重无明显增加。

既往史 既往无磺脲类、胰岛素用药史，无饮酒史，无放射线接触史，无手术、外伤、输血史。

月经史 14，5 ～ 6/26 ～ 28，2019-01-12，月经规律，量正常，已婚，未生育。

查体 BMI 20kg/m²。营养正常，体型正常，智力、认知功能正常。神经系统查体无异常。

临床诊断 低血糖症原因待查。

诊治经过 患者空腹血糖 2.3mmol/L，同期胰岛素 9.1μU/L，C 肽 4.5ng/ml，胰岛素释放指数 0.21，胰岛素释放修正指数 79.8，高度疑似胰岛素瘤。胰岛素抗体、胰岛细胞抗体均阴性，不支持自身免疫性低血糖。胰腺核磁成像：胰颈部类圆形结节。手术后病理：瘤细胞核圆形，大小一致，染色质均匀细致，瘤细胞成团排列，呈小结节。

最后诊断 胰岛素瘤。术后随访，无低血糖发作。

【病例分析】

这个病例告诉我们要重视低血糖的鉴别诊断。根据低血糖鉴别诊断流程(图 5-1)，对于非糖尿病的患者，当血糖低于 2.8mmol/L，

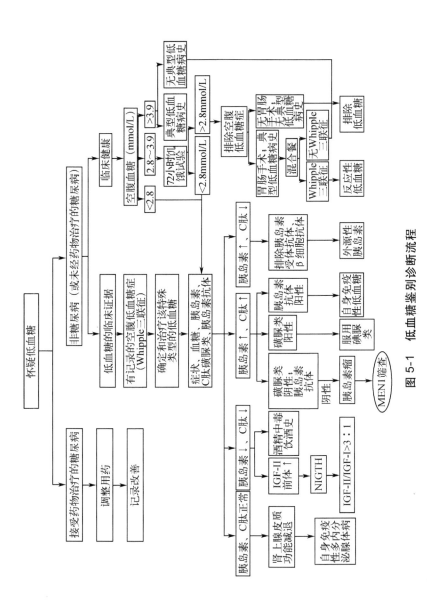

图 5-1 低血糖鉴别诊断流程

要常规检查血清胰岛素、C肽。

血清胰岛素、C肽水平正常，见于肾上腺皮质功能减退症，自身免疫性多内分泌腺病。

血清胰岛素、C肽水平降低，见于酒精中毒、腹膜后肿瘤导致 IGF Ⅱ前体分泌过多。

血清胰岛素、C肽水平升高，见于以下情况。

（1）自身免疫性低血糖症：由于自身抗体作用引起空腹或餐后的低血糖，常合并其他自身免疫性疾病。实验室检查胰岛素检测值升高、C肽检测值升高、血清中胰岛素自身抗体、抗胰岛素受体抗体阳性。

（2）胰岛素瘤：发生率约 1/25 000，特点为反复发作的空腹低血糖症，起病缓慢，进行性加重；有 Whipple 三联征表现：低血糖症状、发作时测血糖低、进食后症状缓解；严重的可表现为意识障碍，如精神恍惚、嗜睡、昏迷等，长期而严重的低血糖反应最终可导致中枢神经系统发生器质性改变，出现持续的性格异常，记忆力及性格均有减退，精神失常，妄想乃至痴呆等精神障碍。

本例患者反复出现空腹低血糖。空腹血糖 2.3mmol/L，同期胰岛素 9.1mU/L，C肽 4.5ng/ml、胰岛素释放指数 0.21，胰岛素释放修正指数 79.8。胰岛素抗体、胰岛细胞抗体均阴性，胰腺磁共振成像：胰颈部类圆形结节。手术后病理示胰岛素瘤。术后随访，无低血糖发作。诊断胰岛素瘤可以明确。对于胰岛素瘤患者，需要排除是否存在多发性内分泌腺病，该患者血清钙、磷正常，甲状旁腺激素水平正常，血钾、钠、氯均正常，血皮质醇正常，垂体激素未见异常，垂体磁共振未见异常，不存在甲状旁腺功能异常、肾上腺皮质功能的异常，也没有垂体腺瘤，故目前没有多发性内分泌腺病的依据。

【病例点评】

朱泊羽主治医师：对于非糖尿病患者频繁出现低血糖，尤其是反复发生空腹血糖低于 2.8mmol/L，需要进行病因检查，在低血糖时同期检测血清胰岛素水平，是鉴别诊断的第一步，之后结合其他相关检查包括影像学检查，最终找到低血糖的原因。

此病例为非糖尿病患者反复发生低血糖，最后经手术病理确诊为胰岛素瘤。胰岛素瘤发病率约为 0.4/10 万。诊断包括定性诊断及定位诊断。定性诊断依赖临床表现及实验室检查。由于低血糖的临床表现各异，易误诊，以误诊为癫痫最常见。低血糖时测定血清胰岛素与血糖比值 > 0.3 是诊断胰岛素瘤的重要依据，由于胰岛素及胰岛素原不能分别检测，故当此比值 < 0.3 时也不能完全排除胰岛素瘤。目前国际上推荐 72 小时饥饿试验作为诊断胰岛素瘤的金标准。此外，还应注意与其他低血糖症的鉴别。定位诊断依赖 B 超、CT、MRI，普通超声及 CT 平扫对胰岛素瘤检出率低。目前胰腺 CT 灌注成像技术及 3T 磁共振弥散加权相使胰岛素瘤检出率明显提高。协和医院应用新型示踪剂 ^{68}Ga-NOTA-exendin-4 与 PET-CT 结合，利用胰岛素瘤中的胰高血糖

素类肽受体显像，将胰岛素瘤定位诊断的灵敏度提升至97.7%，但此方法成本较高，目前仅应用于科研或诊断困难者。对于胰岛素瘤，手术是唯一能治愈的方法。对于无法手术切除的恶性肿瘤，减瘤手术能够减轻患者症状。非手术治疗方法包括生长抑素及其类似物的应用、肝动脉栓塞化疗、无水酒精局部注射、放疗、化疗、射频消融等。其中射频消融安全有效，有望成为首选的治疗方式。

（裴玲军　朱泊羽）

参 考 文 献

[1]　胡瑞晴，王清．胰岛素瘤诊疗进展．中国实验诊断学，2019，23(2)：362-366.

[2]　邢小燕．胰岛素治疗与低血糖发生的甄别及处理．中华医学会糖尿病分学分会第二十一全国学术会议，2017.

[3]　徐静．低血糖的诊治，中华医学会糖尿病分学分会第二十二全国学术会议，2018.

[4]　张梅华，胡颖，孙正，等．多发性内分泌腺瘤病2型的研究进展．国际口腔医学杂志，2018，45(1)：36-41.

病例 4　会"跳舞"的糖尿病——非酮症高血糖性偏侧舞蹈症

【病历摘要】

女性，76岁，因"发现血糖升高2年，左侧肢体不自主运动

2 天"入院。

现病史　患者 2 年前体检测空腹血糖 9.0mmol/L，无明显多饮、多尿、体重减轻症状，未就诊治疗、未监测血糖。2 天前无明显诱因突发左上肢不自主运动，呈持续性舞蹈样，约 2 小时后出现左下肢不自主运动，活动时加重，休息、睡眠时减轻。无头晕、头痛，无发热，无胸闷、憋喘，无口渴、乏力，无胸前区疼痛，无肩背部放射性疼痛，无四肢疼痛、麻木、乏力、言语不清等不适，自测随机血糖 28.5mmol/L，遂就诊于我科门诊，查空腹血糖 17.2mmol/L，HbA1c 15.2%，尿糖（++）、尿蛋白（－）、尿酮体（－），头颅 CT：右侧基底节区稍高密度影（图 5-2 A），为进一步诊治收入院。患者近期精神、食欲尚可，睡眠欠佳，大、小便正常，体重无明显变化。

既往史　高血压病史 10 年，最高：170/100mmHg，目前口服硝苯地平控释片 30mg，1 次 / 日，血压控制尚可。否认脑梗死、冠心病等慢性疾病史。无家族遗传病史。

体格检查　体温 36.2℃，脉搏 82 次 / 分，呼吸：17 次 / 分，血压 138/75mmHg，甲状腺无肿大，无触痛，心肺腹查体未见明显异常。神清语利，双瞳孔等大等圆，光反射灵敏，眼球活动自如，未见眼球震颤，口角无歪斜，伸舌居中，左侧肢体肌张力降低，右侧肢体肌张力正常，四肢肌力 5 级，左侧上肢及下肢舞蹈样不自主动作，深浅感觉正常，双侧病理征阴性。

实验室检查　血、尿、粪常规未见异常，肝肾功能、血气分析、

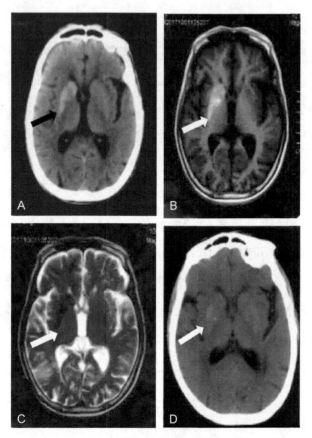

图 5-2 头颅 CT 及 MRI 扫描图像

A. 头颅 CT 示右侧基底节尾状核头部、豆状核高密度影，CT 值约 55Hu；B.T_1WI 序列示右侧尾状核及豆状核高信号；C.T_2WI 序列示右侧尾状核及豆状核呈低信号；D. 出院后 3 个月复查 CT：右侧基底节区高密度明显消退，密度较首次减低

电解质、凝血功能、甲状腺功能、类风湿因子、抗核抗体等均无异常。谷氨酸脱羧酶抗体（GAD）、抗胰岛素抗体（IAA）、抗胰岛细胞抗体（ICA）均阴性，空腹 C 肽 2.87（正常值范围 1.1 ～ 4.4ng/ml）、

血浆渗透压 301mOsm/L。

辅助检查 头颅 MRI 示右侧基底节区 T_1 稍高信号，T_2 稍低信号（图 5-2B 和 C）。心电图未见异常。

诊治经过 根据患者临床表现及辅助检查，初步诊断为：① 2 型糖尿病；②偏侧舞蹈症。入院后给予小剂量胰岛素连续静脉滴注，根据血糖水平调整剂量，期间监测空腹血糖多在 8.0 ～ 10.0mmol/L，餐后 2 小时血糖多在 9.0 ～ 14.0mmol/L，随着血糖逐步下降，舞蹈症状逐渐缓解，住院第 4 天不自主舞蹈样动作完全消失，当日空腹血糖 8.6mmol/L。出院前改为皮下注射胰岛素（三餐前谷赖胰岛素 10-8-8IU 和睡前甘精胰岛素 20IU）。

随访 出院 3 个月后复查头颅 CT 提示右侧基底节区高密度明显消退，密度较首次减低（图 5-2D）。1 年内舞蹈样动作未再发作，监测空腹血糖在 7.0 ～ 9.0mmol/L，餐后 2 小时血糖在 8.0 ～ 12.0mmol/L。

【病例分析】

患者特点为老年女性，高血糖伴突发偏侧舞蹈症，影像学提示对侧基底节区异常信号影，经降糖治疗后舞蹈症状消失，病例分析中需鉴别高血糖与偏侧舞蹈症是否相关。

偏侧舞蹈症是一种累及单侧肢体，不自主、无法控制的运动障碍性疾病，多收住于神经内科。许多疾病均可导致偏侧舞蹈症，包括脑血管意外、肿瘤、颅内感染、代谢性疾病（如甲状腺功能减退、低血糖及尿毒症等）、自身免疫性疾病（如系统性红斑狼疮等）、遗传相关舞蹈症等，该患者根据病史及辅助检查结果均不支持上述疾病诊断。在糖尿病患者中偏身舞蹈症多为非酮症高血糖性偏侧舞蹈症（hemichorea associated with non-ketotic hyperglycemia，HC-NH），该病很少见，发病率＜1/10 万，多见于血糖控制不良的亚洲老年女性。典型三联征：已知或未知的高血糖、单侧不自主舞蹈样运动及基底核区影像学异常，发病时血糖显著增高但不伴有酮症，经控制血糖及对症治疗可迅速改善病情。

HC-NH 的发病机制尚不清楚，目前认为可能与代谢及血管功能障碍有关。糖尿病患者基底节核存在微血管病变，高血糖状态下基底节核区缺血缺氧加重，继而神经元进入无氧代谢状态，三羧酸循环被抑制，神经元以 γ－氨基丁酸（GABA）作为主要能量来源，而后者是一种抑制性递质，抑制皮质运动功能。合并酮症的高血糖患者可利用乙酰乙酸再合成 GABA，而不合并酮症的高血糖患者无法利用乙酰乙酸合成 GABA，因此 GABA 介质得不到补充而迅速耗竭，导致神经递质平衡破坏，最终产生舞蹈样的锥体外系症状。

HC-NH 患者的神经影像学检查具有特征性表现：对侧基底节区 T_1WI 高信号及 CT 平扫高密度影，T_2WI 低信号。部分病例的影像学改变是可逆的，而在基底节区其他结构性或代谢性损害中未见到这种影像学改变。该患者治疗出院 3 个月后复查 CT 提示右侧基底节区高密度明显消退，支持诊断 HC-NH。非酮症性高血糖影像学表现形成的确切机制尚不明确，可能有如下观点：①局部脑缺血或代谢障碍；②胶质细胞增生；③代谢紊乱引起的斑片状出血；④可逆性钙盐或某种未知物质沉积等。

HC-NH 的治疗首先是对因治疗，积极合理的进行血糖控制，多数病例症状在血糖控制后数天至数周症状内消失。患者在血糖控制后舞蹈症状仍未缓解并影响生活质量时，可根据病情加用多巴胺能受体拮抗剂和镇静药物，仅有少数病例复发或症状持续。该患者降糖治疗 4 天后舞蹈症状即消失，进一步证实了此诊断。

最后诊断 ①2 型糖尿病；②非酮症高血糖性偏侧舞蹈症。

【病例点评】

徐春主任医师：HC-NH 是一种罕见的糖尿病并发症，多见于血糖控制差的老年女性糖尿病患者，病变多累及纹状体。尽管其确切病理生理及影像学特征性表现的机制目前尚未明确，但其特异性的症状、体征、影像学特点及经积极降糖治疗后舞蹈症状消退的表现可构成一临床综合征，根据非酮症高血糖、偏身舞蹈症、基底核 T_1WI 高信号或相应部位 CT 高密度影像学表现即可诊断，降糖治疗后症状消退也可支持诊断。内分泌科医师应提高对该病的认识，对于偏侧舞蹈症不自主运动的患者，不论有无糖尿病病史，均应常规急查血糖，一旦明确诊断，应立即开始胰岛素治疗，能够有效缩短患者症状改善或消失时间，提高预后。

（王 意 徐 春）

参 考 文 献

[1] 陈为安. 非酮症性高血糖合并偏侧舞蹈症二例. 中华神经科杂志, 2007, 40: 788-789.

[2] 郭进财, 张来顺, 曾凯军, 等. 糖尿病性非酮症偏侧舞蹈症 1 例报告. 中国糖尿病杂志, 2010, 18: 717-718.

[3] 刘志锋, 蔡金辉, 刘庆余, 等. 非酮症性高血糖偏侧舞蹈症脑部 CT 及 MRI 表现. 影像诊断与介入放射学, 2016, 25(2): 133-137.

[4] 邹永明, 崔晓琼, 陈泽峰, 等. 老年人非酮症性高血糖合并偏侧舞蹈症 10 例临床及影像学分析. 中华老年医学杂志, 2011, 30: 583-584.

病例 5   免疫治疗诱发的糖尿病

【病历摘要】

患者男性, 46 岁, 因"肝癌伴多发转移 3 个月"就诊。

现病史   患者于 2016 年 9 月 8 日因"肝癌伴多发转移"入院肿瘤内科, 入院后给予腰椎局部放疗, E7080 靶向治疗联合 pembrolizumab 治疗。pembrolizumab 用法: 100mg, 每 3 周一次。2016 年 9 月 14 日第一次 pembrolizumab 治疗, 2016 年 11 月 16 日, 患者出现头晕、食欲缺乏、心慌。

既往史   否认糖尿病史。

查体   血压 104/84mmHg, 神志清, 脱水貌, 皮肤弹性差, 无深大呼吸, 心率 84 次 / 分, 呼吸音粗, 腹部查体无异常, 双下肢无水肿。

实验室检查　末梢血糖 30mmol/L。

生化　血糖 23.15mmol/L，二氧化碳 17mmol/L，尿素氮 11.44mmol/L，肌酐 67μmol/L。

尿常规　尿糖（++++），酮（++），余未见异常。

血气分析　pH 7.25，HCO_3^- 16.8mmol/L，BE -6.4mmol/L。

pembrolizumab 用药前血糖正常，用药过程中监测血糖，其血糖变化过程见表 5-2。

表 5-2　治疗前后血糖变化表

时间	血糖	与 pembrolizumab 用药的时间关系
2016-09-09	4.7	用药前
2016-10-31	5.77	第 2 次用药后第 26 天
2016-11-09	7.73	第 3 次用药后第 5 天
2016-11-16	23.15	第 3 次用药后第 12 天

诊治经过　据临床症状及辅助检查，临床诊断"糖尿病酮症酸中毒"，给予积极补液和胰岛素治疗，病情稳定、酸中毒纠正后给予持续皮下胰岛素输注（CSII）维持血糖。

病情稳定后进一步检查　腹部 CT 平扫胰腺未见明显异常（排除胰腺炎和胰腺转移）。血液学检查（2016-11-25）：糖化血红蛋白 7.1%，血清空腹 C 肽 0.084（1.1 ～ 1.4）ng/ml，糖尿病分型抗体 GAD、ICA、IAA、IA-2A 均阴性。甲状腺功能＋相关抗体：TT3 1.33nmol/L↓；FT3 4.13pmol/L↓；TT4、FT4、TSH 均正常，

TGAb、TPOAb、TRAb 均阴性。皮质醇 285.29nmol/L（240～618）nmol/L，ACTH 未测。基因表型测定：HLA-DR4。

【病例分析】

病例特点 既往无糖尿病病史，突发性高血糖，酮症酸中毒起病；HbA1c 相对较低，与血糖水平不匹配；C 肽水平极低，胰岛功能衰竭；糖尿病相关抗体阴性；HLA 基因表型符合 1 型糖尿病常见的基因表型；排除了肿瘤胰腺转移引起的胰腺破坏。

最后诊断 ①暴发性 1 型糖尿病；②肝癌伴多发转移。

诊治经过 胰岛素泵持续胰岛素皮下输注（CSII），血糖相对稳定，未再出现急性代谢紊乱。

【病例点评】

徐春主任医师：近几年，以免疫检查点抑制剂为主的免疫治疗药物因其独特的作用机制和疗效，成为目前抗肿瘤治疗药物中最耀眼的"明星"。然而，随着临床应用的增加，其毒副作用也逐渐表现出来。PD-1 受体抑制剂阻断 T 细胞负性调控信号，解除对肿瘤细胞的免疫抑制，增强 T 细胞抗肿瘤效应的同时，也会异常增强自身正常的免疫反应，导致免疫耐受失衡，累及正常组织时表现出类似自身免疫的炎症反应，称为免疫相关不良反应。其中，内分泌组织如甲状腺、胰腺、垂体最常受累。免疫治疗相关的糖尿病国外相继有所报道，很大部分表现为暴发性 1 型糖尿病的临床特点，酮症酸中毒起病，胰岛功能衰竭，病情重，如不及时治疗随时有生命危险，应引起高度的重视。因此，对于应用免疫治疗的患者要注意密切监测血糖、甲状腺功能，及时发现异常及尽早的治疗。

（程海梅 徐 春）

参 考 文 献

[1] Miyoshi Y, Ogawa O, Oyama Y. Nivilumab, an Anti-Programmed Cell Death-1 Antibody, Induces Fulminant Type 1 Diabetes. Tohoku J Exp Med, 2016, 239(2): 155-158.

[2] OkamotO M, Gotoh K, Masaki T, et al. Fulminant type 1 diabetes mellitus with anti-programmed cell death-1 therapy. Diabetes Investig, 2016, 7(6): 915-918.

病例6 凶险——糖尿病酮症酸中毒合并高脂血症性急性胰腺炎

【病历摘要】

患者男性，25 岁，未婚。主因"多饮、多食、多尿、体重减轻 1 个月，上腹痛伴呕吐 1 天"急诊入院。

现病史 患者于 1 个月前无明显诱因出现多饮，每天饮水量约 3L，多食、多尿，伴体重减轻，近 1 个月体重减轻约 15kg，未曾就诊。1 天前突发上腹痛,呈持续性刀割样疼痛伴阵发性加剧，难以忍受，伴恶心、呕吐为胃内容物，未排气排便，伴呼吸频率增快，口渴，无胸痛、胸闷。

既往史 既往高血压病史 5 年，最高血压 160/90mmHg，不规律控制血压，家族中爷爷有高血压、糖尿病病史。

查体 体温 38.3 ℃，脉搏 138 次 / 分，呼吸 34 次 / 分，血压 94/53mmHg，体重 70kg，BMI 22.1，发育正常，神志清楚，痛苦表情，精神差，查体合作。皮肤干燥，全身浅表淋巴结未触及肿大。咽无充血，呼吸深大，呈 Kussmaul 呼吸，双肺呼吸音清，未闻及干湿啰音。心界正常，心率 138 次 / 分，律齐，腹软，左上腹及剑突下压痛阳性，无反跳痛及肌紧张，肠鸣音弱 2 次 / 分，双下肢无明显水肿。

实验室检查 血常规：白细胞 12.50×10^9/L，血红蛋白 170g/L，血小板 391×10^9/L。

尿常规 尿比重 1.02，pH 7.5，尿蛋白阴性，尿糖 (+++)，尿酮体 (+++)，管型阴性，病理管型阴性。

血气分析 pH 7.16，PCO_2 25mmHg，PO_2 90mmHg，BE － 17.6mmol/L，HCO_3 9.8mmol/L，Lac 4.4mmol/L，钾 4.8mmol/L，钠 128.2mmol/L，氯 86mmol/L。其余检验详见表 5-3。

表 5-3 实验室检验结果

生化	GLU mmol/L	TG mmol/L	CH mmol/L	HDL-C mmol/L	UA μmol/L	淀粉酶 IU/L	脂肪酶 IU/L
结果	31.55	40.45	16.56	0.38	715	2177	1984.3
正常值	3.9～6.1	0.45～1.71	3.38～5.70	0.83～1.98	120～460	0～100	0～60

其他生化结果 谷丙转氨酶、谷草转氨酶、白蛋白、总胆红素、

直接胆红素、间接胆红素、肌酐、尿素化验结果大致正常。

辅助检查腹部彩超示 胰腺回声欠均匀，肝、胆囊、脾、双肾未见明显异常，右下腹未见明显肿大的阑尾。

临床诊断 ①休克（低容量休克，分布性休克）；②急性胰腺炎；③糖尿病；④糖尿病酮症酸中毒；⑤高三酰甘油血症；⑥高胆固醇血症；⑦高尿酸血症；⑧电解质紊乱；⑨低钠、低氯血症。

诊治经过

（1）特级护理、吸氧、心电监护，禁食水、胃肠减压，建立锁骨下中心静脉置管，测 CVP：$3cmH_2O$。

（2）液体复苏：生理盐水 500ml/h 静脉滴注 + 血浆 400ml 静脉滴注。

（3）胰岛素：0.1IU/（kg•h）持续泵入，监测血糖 1 次/（1～2）小时。

（4）低分子肝素：依诺肝素 0.6ml，每 12 小时 1 次，皮下注射。

（5）抑制胰酶分泌：生长抑素 500μg 负荷量泵推后，以 250μg/h 持续泵入。

（6）抑酸：泮托拉唑 80mg 负荷量泵推后，以 8mg/h 持续泵入。

（7）预防感染：美罗培南 1.0g 每 8 小时静脉滴注 1 次。

（8）纠正电解质紊乱，补钾。

（9）监测 CVP、血常规、尿常规、血气分析、血脂、肝功能、肾功能、电解质、心肌酶、心电图等。

8 小时后评估：腹痛、口渴症状缓解。体温 37.8℃，脉搏 110 次 / 分，呼吸 13 次 / 分，血压 113/66mmHg，CVP 6cmH$_2$O。神志清楚，精神欠佳。8 小时液体总入量 4000ml，总出量 1620ml[尿量 1580ml（190ml/h），胃液 40ml]。尿常规：尿糖（+），尿酮体（+）。pH 7.29，PCO$_2$ 42mmHg，PO$_2$ 91mmHg，BE -6.2mmol/L，HCO$_3$ 20.0mmol/L，Lac 1.0mmol/L，血糖 11.4mmol/L（平稳下降），三酰甘油 21.7mmol/L，总胆固醇 11.6 mmol/L，淀粉酶 2027 IU/L，脂肪酶 2002U/L。

腹部增强 CT 示胰腺炎改变、腹腔包裹性积液，十二指肠水平不全梗阻（图 5-3）。

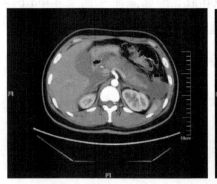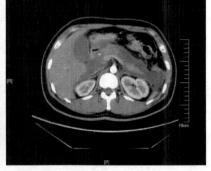

图 5-3　腹部增强 CT

治疗方面加用营养支持　全肠外营养（TPN）；营养素：葡萄糖＋氨基酸＋电解质＋维生素＋水（禁用脂肪乳剂），胰岛素泵入控制血糖监测血糖 1 次 /2 小时；营养量：热量 1400kcal/d，液体量：3000ml/d（包括血浆）。5 天后腹痛好转，口渴消失，生命体征平稳，体征明显改善。随着病情转归，各项化验指标的好转，血气分析结果正常，血糖 9.2mmol/L，三酰甘油 2.98mmol/L，总胆固醇 6.04 mmol/L，淀粉酶 115IU/L，脂肪酶 80U/L。治疗方面：空肠营养（营养方式：肠内 + 肠外营养），营养量为热量 1700kcal/d，停用抗生素、生长抑素，奥曲肽 0.1mg，每日 3 次皮下注射，根据血糖调整胰岛素泵入，口服非诺贝特。2 周后腹痛明显好转，生命体征平稳，营养途径过渡为全肠内空肠营养，营养素为肠内营养乳剂（瑞代），营养量 2000kcal/d，胰岛素 1 ～ 2IU/H 持续泵入，血糖平稳，停用低分子肝素皮下注射，停止持续泵入泮托拉唑，降为泮托拉唑 40mg，每日 2 次静脉滴注，拔除锁骨下中心静脉。3 周后一般状况可，无不适主诉，生命体征稳定,查体无阳性体征,影像学及化验检查恢复正常。治疗方面：停用奥曲肽皮下注射和泮托拉唑静脉滴注，拔除空肠营养管，经口进食，胰岛素三餐前及睡前皮下注射，口服非诺贝特药物降脂，治愈出院，内分泌科随诊。

【病例点评】

徐春主任医师：该病例是糖尿病酮症酸中毒（DKA）合并高脂血症性急性胰腺炎（HLAP）导致休克的危重症病例，（DKA）合并 HLAP 时，临床表现相互重叠，易引起误诊和漏诊，病情重，死亡风险高，应引起高度重视。

DKA 时胰岛素的缺乏和胰岛素抵抗促进脂肪组织的脂肪分解加速，游离脂肪酸释放增加，大量游离脂肪酸向肝脏转运促进肝输出的极低密度脂蛋白增加，其次外周组织脂蛋白脂酶活性受到抑制，导致严重的高 TG 血症。高 TG 血症时，血黏度增高，使胰腺微循环栓塞，胰腺缺氧，同时胰腺毛细血管中高浓度的胰脂酶使血清 TG 释放大量游离脂肪酸，引起局部微栓的形成及毛细血管内膜的损害。另外，高水平的 TG 可破坏溶酶体，使胰腺组织自溶并激活血小板，释放血栓素，血管内皮细胞生成前列腺素受抑制，血小板的激活促进了高凝状态，可导致急性胰腺炎的发生。

DKA 和 HLAP 治疗方面有其特有的关键环节。①液体复苏：无论是 DKA 还是 HLAP 都会导致机体有效容量不足，DKA 常因高渗导致渗透性利尿使机体大量失水，HLAP 由于炎症介质的释放导致毛细血管渗漏综合征从而影响有效循环血量，两者同时存在常合并休克，呈现出低血容量休克和分布性休克并存的特点，然而液体矫枉过正会导致水钠潴留和腹腔高压综合征，影响器官功能，合理有效的液体复苏在治疗过程中起着重要的作用；②有效降糖、降脂：DKA 和 HLAP 同时并存，是机体糖代谢、脂代谢严重紊乱状态下的急性并发症，科学的降糖、降脂影响着疾病的转归，其中胰岛素治疗不但能起到积极降糖的作用，同时也能够激活脂蛋白脂肪酶，促进乳糜微粒的降解，降低三酰甘油浓度，低分子肝素不但抑制了微血栓的形成，对脂代谢也起到积极作用。③合理的营养支持：DKA 合并 HLAP 时，严重的糖代谢、脂代谢紊乱为营养支持的选择带来难度。恰当的营养支持方式的选择、营养成分的选择、及时变更的时机选择对疾病的转归都非常重要。当血糖＞ 13.9mmol/L、TG ＞ 5.65 mmol/L 时，禁用脂肪乳剂，能量供给以静脉输注葡萄糖为主，同时给予胰岛素泵入治疗，1 ～ 2 小时监测血糖，每日评估肠道功能，早期开展肠内营养。肠内营养途径选择空肠营养，逐渐过渡为全肠内营养，恢复正常饮食。

（刘丽娜　徐　春）

参 考 文 献

[1]　刘丽娜，林财威 . 高脂血症性急性胰腺炎降脂治疗疗效分析 . 中国临床医生杂志 , 2015, 43(12): 31-34.

[2]　刘丽娜，王旭东 . 糖尿病酮症酸中毒合并高脂血症性急性胰腺炎病例分析 . 中国临床医生杂志 , 2016, 44(8): 31-33.

[3]　赵玉沛 . 急性胰腺炎诊治指南 (2014 版). 中国实用外科杂志 , 2015, 35(1): 4-7.

病例 7　夺命高血糖——糖尿病酮症酸中毒合并高血糖高渗状态

【病历摘要】

患者，女性，74 岁，因"发现血糖升高 20 余年，口渴 1 个月，意识障碍 20 小时"入院。

现病史　患者于 20 年前体检时发现空腹血糖 9.1mmol/L，平时口服格列美脲片、二甲双胍片治疗。近 6 个月未规律用药，未监测血糖。1 个月前患者出现口渴、食欲缺乏，未予以重视。20 小时前家属发现其嗜睡，4 小时前出现昏迷。患者近 6 个月无发热、咳嗽，无呕吐、腹泻。

既往史 既往无高血压、冠心病、脑血管病史。

查体 体温 36.5℃，脉搏 117 次 / 分，呼吸 22 次 / 分，血压 110/69mmHg，呈浅昏迷状态，呼吸有烂苹果味。发育正常，营养中等，口唇及皮肤干燥。双侧瞳孔等大等圆，直径约 3mm，对光反射灵敏。双肺可闻及少量湿啰音，心率 117 次 / 分，律齐。腹平软，无压痛。双下肢无水肿，双侧巴氏征未引出。

实验室检查 白细胞 20.47×10^9/L ↑，中性粒细胞 92.9% ↑，血糖 42.48mmol/L ↑，血钠 143mmol/L（135 ～ 145mmol/L），血钾 4.43mmol/L（3.5 ～ 5.5mmol/L），有效血浆渗透压 337mmol/L（280 ～ 310mmol/L），肝功能、肾功能、甲状腺功能均未见异常。血气分析：pH6.94 ↓，HCO_3^- 6mmol/L ↓。尿常规：糖（++++），蛋白（++），酮体（++），红细胞 86/μl ↑，白细胞 4466/μl ↑，细菌 24/HP ↑。

辅助检查 心电图示窦性心动过速。胸部 X 线片示双肺感染，右侧少量胸腔积液。脑 CT 示多发腔隙性脑梗死。

临床诊断 ① 2 型糖尿病（糖尿病酮症酸中毒合并高血糖高渗综合征）；②肺部感染；③泌尿系感染。

诊治过程 该患属于高血糖危象。高血糖危象包括糖尿病酮症酸中毒（diabetic ketoacidosis，DKA）和高血糖高渗综合征（hyperosmolar hyperglycemic state，HHS），诊断标准见表 5-4。根据本例患者临床表现及实验室检查，同时符合 DKA 和 HHS 的诊断标准，因此诊断 DKA 合并 HHS。高血糖危象的主要诱因包括新发糖尿病、降糖治疗中断、感染等急性疾病、糖皮质激素等药物使用、酗酒等。本例患者有肺部感染和泌尿系感染，应考虑为高血糖危象的诱因。因病情危重，来院后收入重症监护病房抢救，经积极补液、静脉泵入胰岛素、抗感染及支持对症治疗后，患者意识及饮食恢复，酸中毒及高渗状态纠正，转入普通病房治疗。

表 5-4　DKA 和 HHS 诊断标准

项目	DKA			HHS
	轻度	中度	重度	
血糖（mmol/L）	＞ 13.9	＞ 13.9	＞ 13.9	＞ 33.3
动脉血 pH	7.25 ～ 7.30	7.00 ～ 7.24	＜ 7.00	＞ 7.30
血浆 HCO_3^-（mmol/L）	15 ～ 18	10- ＜ 15	＜ 10	＞ 18
尿酮	阳性	阳性	阳性	微量
血酮	阳性	阳性	阳性	微量
血浆有效渗透压	可变的	可变的	可变的	＞ 320mmol/L
阴离子间隙	＞ 10	＞ 12	＞ 12	＜ 12
精神状态	清醒	清醒 / 嗜睡	木僵 / 昏迷	木僵 / 昏迷

注：血浆有效渗透压 =2 ×（[Na^+]+[K^+]）（mmol/L）+ 血糖（mmol/L）

　　　阴离子间隙 =[Na^+] − [Cl^-+ HCO_3^-]（mmol/L）

【病例分析】

DKA 和 HHS 是糖尿病重要的急性并发症，DKA 和 HHS 的发病机制有许多相似之处（图 5-4），即血中胰岛素有效作用的减弱，同时多种升糖激素（胰高血糖素、儿茶酚胺、皮质激素、生长激素）水平升高。这些激素水平的变化导致肝、肾葡萄糖生成增加、外周组织葡萄糖利用率降低，使血糖明显升高，同时血渗透压升高。DKA 时，胰岛素作用明显减弱，升糖激素作用增强，促使脂肪组织分解为游离脂肪酸，在肝氧化产生酮体（β-羟丁酸、乙酰乙酸和丙酮），造成酮血症及代谢性酸中毒。HHS 是由于血浆胰岛素分泌相对不足，虽然不能使胰岛素敏感组织有效利用葡萄糖，却足以抑制脂肪组织分解，因此不产生或产生少量酮

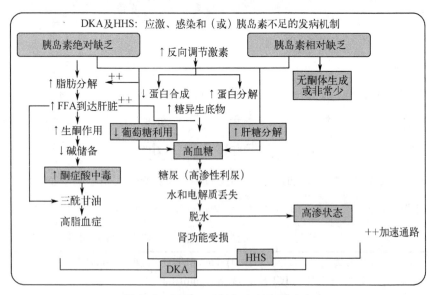

图 5-4　DKA 及 HHS 病理生理改变

体。DKA 与 HHS 合并存在的情况占 DKA 的 20% ～ 40%，一般认为是 DKA 基础上合并高渗性脱水，此时病情更加危重，本例患者就属于这种情况。

高血糖危象的治疗原则：尽快补液以恢复血容量、纠正失水状态，降低血糖，纠正电解质及酸碱平衡失调，同时积极寻找和消除诱因，防治并发症，降低病死率。主要治疗方法：补液、胰岛素、补钾、补碱及磷酸盐治疗。

1. 补液　DKA 和 HHS 均伴严重失水，其中 HHS 失水更为严重，为迅速扩充血管内外容量和恢复肾脏有效灌注，首先要补液，经口服或鼻饲补液。一般采用等渗液体，补液速度应先快后慢，24 小时总的补液量一般应为 100 ～ 200ml/kg。速度：第 1 小时 1000 ～ 1500ml（视脱水程度可酌情增加至 2000ml），第 2 小时 1000ml，第 3 ～ 5 小时 500 ～ 1000ml/h，第 6 ～ 12 小时 250 ～ 500ml/h。根据血流动力学（如血压）、出入量、实验室指标及临床表现判断补液治疗的效果。对有心、肾功能不全者，在补液过程中要监测血浆渗透压，对患者心脏、肾、神经系统状况进行评估以防止补液过多。本例患者入院后采用等渗液补充血容量，同时监测中心静脉压，使血容量平稳恢复。

2. 胰岛素治疗　高血糖危象需要静脉给予胰岛素治疗，监测血糖，调整胰岛素输注速度，使血糖以每小时 2.8 ～ 4.2mmol/L 的速度下降。当 DKA 患者血浆葡萄糖达到 13.9mmol/L 或 HHS 患者达到 16.7mmol/L 时，减慢胰岛素的滴注速度，同时续以 5%

葡萄糖溶液静脉滴注，并不断调整胰岛素用量，使血糖维持在 8.3 ～ 11.1mmol/L（DKA）或 13.9 ～ 16.7mmol/L（HHS）。本例患者采用静脉泵入胰岛素降糖治疗，当血糖降至 14mmol/L 左右时开始加用 5% 葡萄糖溶液，并使血糖维持在 14mmol/L 左右，直至酮症酸中毒及高渗状态缓解。患者恢复饮食后改用基础 + 餐时皮下注射胰岛素方案强化降糖。

3. 补钾治疗　随着胰岛素的使用、酸中毒的纠正、补液扩容，血钾浓度会下降。故补液治疗应和补钾治疗应同时进行，以防止发生心律失常、心脏骤停及呼吸肌麻痹。高血糖危象患者的补钾措施见表 5-5。补钾治疗需注意以下问题：①每日补钾一般不超过 200mmol 见氯化钾 15g。②静脉补钾速度以 20 ～ 40mmol/h（氯化钾 1.5 ～ 3.0g/h）为宜，不能超过 50 ～ 60mmol/h。③常规静脉补钾浓度以含钾 20 ～ 40mmol/L（氯化钾 1.5 ～ 3.0g/L）为宜。需要限制补液量或不能口服补钾的严重低钾患者，可行深静脉穿刺或插管采用精确的静脉微量泵匀速输注较高浓度的含钾液体，但需要持续心电监测，并每小时监测血钾。④补钾时需检查肾功能和尿量，尿量 > 700ml/d 或 > 30ml/h 则补钾安全，否则应慎重补钾。⑤低钾血症时将氯化钾加入生理盐水中静脉滴注，如血钾已正常则可加入葡萄糖液中静脉滴注。⑥血钾 < 3.3mmol/L 时，优先补钾，待血钾升至 3.5mmol/L 时，再开始胰岛素治疗。本例患者入院时血钾 4.43mmol/L，补液、降糖同时，每日静脉补钾 6 ～ 8g 并监测尿量和血钾水平，使血钾维持在正常范围内。

表 5-5　高血糖危象患者的补钾措施

血清钾（mmol/L）	治疗措施
＞ 5.2	无须额外补钾，1 小时内复查
4.0 ～ 5.2	静脉补液增加氯化钾 0.8g/（L·h）
3.3 ～ 4.0	静脉补液增加氯化钾 1.5g/（L·h）
＜ 3.3	优先补钾

4. 补碱治疗　若患者无特别严重的酸碱代谢紊乱、不伴有休克或严重高钾血症，则不需进行碳酸氢盐治疗。pH ＜ 7.0 的成年患者可进行补碱治疗，方法为 NaHCO₃ 8.4g 及 KCl 0.8g 配于 400ml 无菌用水（等渗等张液）中，以 200ml/h 速度静脉滴注至少 2 小时，直至 pH ＞ 7.0。此后，应每 2 小时测定 1 次血 pH，直至其维持在 7.0 以上。并且如果需要，治疗应该每 2 小时重复进行 1 次。本例患者未补碱液，经积极补液、促进糖代谢等治疗后酸中毒就逐步得到纠正。

5. 磷酸盐治疗　大多数患者无磷酸盐治疗的指征。为避免与低磷有关的心肌、骨骼肌麻痹及呼吸抑制，对心力衰竭、贫血、呼吸抑制及血浆磷酸盐浓度 ＜ 0.3mmol/L 者可以补充磷酸盐。方法为磷酸钾 4.2 ～ 6.4g 加入输液中。

6. 消除诱因　严重感染是出现高血糖危象最常见的诱因，也易并发心力衰竭、脑水肿、休克、急性肾衰竭等，且降低组织对胰岛素的敏感性，影响疗效及预后，必须应用强有力的广谱抗生素，及早控制感染。

【病例点评】

王意主治医师：高血糖危象的病死率较高，重在预防和早发现早治疗。预防工作中最重要的是嘱咐患者不要自行中断降糖治疗，如病情突然加重应及早就诊。老年人由于渴感中枢减退和反应能力减弱，常不能及时识别和处理自己所发生的问题，因此，医师和家属要起到监护作用。老年高血糖危象的治疗措施与成人大致相同。临床上，凡原因不明的胸闷、气促、昏迷或腹痛伴频繁呕吐的老年患者，无论是否有糖尿病均应常规检测血糖及尿酮体。在明确诊断之前，不能输注大量葡萄糖溶液或使用糖皮质激素，以免加重病情，延误治疗。

老年糖尿病患者的补液治疗应个体化，补液不足，可引起低血压、休克和肾前性肾衰竭，而补液过多过快则可引起肺水肿、心功能不全、全身水肿、肾负担加重。在纠正脱水状态时，胃肠内补液安全实用。老年 DKA 使用胰岛素应注意避免血糖下降过快，否则可能引起低血糖、脑水肿甚至脑疝，危及生命。老年患者常累及多脏器功能，在治疗中要兼顾心、脑、肾等重要脏器，这是抢救成功的重要环节。

（王宏宇　王　意）

参 考 文 献

[1] 葛均波，徐永健，王辰，等.内科学.第 8 版.北京：人民卫生出版社，2018：781-783.

[2] 中华医学会糖尿病学分会.中国高血糖危象诊断与治疗指南.中华糖尿病

杂志 , 2013, 5(8): 449-461.

[3]　中华医学会糖尿病学分会 . 中国 2 型糖尿病防治指南（2017 年版）. 中华糖尿病杂志 , 2018, 10(1): 4-67.

[4]　Chu C H, Lee J K, Lam H C, et al. Prognostic factors of hyperglycemic hyperosmolar nonketotic state. Chang Gung Med J, 2001, 24(6): 345-351.

病例 8　传女不传男的糖尿病——线粒体基因突变糖尿病

【病历摘要】

患者男性 , 31 岁 , 主因"血糖升高 8 年 , 腹痛伴呕吐 2 天"就诊。

现病史　患者 8 年前因受凉感冒后出现食欲缺乏、恶心、呕吐 , 就诊于外院 , 化验血糖升高、尿酮体阳性（具体不详）, 诊断"糖尿病 : 糖尿病酮症酸中毒", 胰岛素治疗好转后出院 , 院外未应用任何药物。3 年前再次因"受凉感冒后出现食欲缺乏、恶心"来我院 , 经化验检查诊断"糖尿病酮症"（无酸中毒）, 期间化验糖尿病分型抗体（GAD、ICA、IAA）均阴性 , 空腹 C 肽 1.33ng/ml, 诊断"2 型糖尿病", 经短期胰岛素强化治疗 , 病情稳定后改用"甘精胰岛素 + 瑞格列奈、阿卡波糖"方案 , 院外经常停用胰岛素。患者于 5 天前受凉后出现咽痛、发热、咳嗽 , 2 天前出现腹痛 , 伴有食欲缺乏、恶心呕吐 , 遂来我院急诊。

急诊检查　生化 : 血糖 17.26mmol/L, K^+ 3.32mmol/L,

CO_2 19mmol/L，肝肾功能、胰腺酶均正常。尿常规：尿糖（++++），酮体（++++），蛋白（+）。血气分析：pH 7.14，Lac 1.5mmol/L，HCO_3^- 3.4mmol/L，HCO_3^- std 7.3mmol/L。诊断"糖尿病酮症酸中毒"，给予积极补液、静脉胰岛素应用、纠正电解质紊乱等治疗后病情稳定，为进一步调节血糖转入普通病房。

既往史 无特殊。无高血压、冠心病；无急慢性胰腺炎、其他内分泌疾病；无长期服用糖皮质激素、其他影响血糖的药物病史。

家族史 母亲患糖尿病，母亲兄弟姐妹 5 人，其中 4 人患糖尿病。父亲无糖尿病，外祖父母、祖父母无糖尿病。

查体 体温 36.0℃，脉搏 76 次 / 分，呼吸 18 次 / 分，血压 100/70mmHg，身高 165cm，体重 46kg，BMI 16.89kg/m^2。发育正常，体形消瘦，无明显脱水貌，无深大呼吸，粗测视力、听力正常，甲状腺及心肺查体未见明显异常。心率 76 次 / 分，律齐，各瓣膜听诊区未闻及杂音。腹部查体无明显异常。四肢肌力及肌张力均正常，腱反射正常存在，双侧足背动脉搏动良好。

实验室检查 糖化血红蛋白 12.2%；血清 C 肽 0.578ng/ml。胰岛自身抗体（GAD 抗体、ICA、IAA）定量检测均阴性。尿微量白蛋白 / 肌酐 5.5mg/（g•Cr）。

辅助检查 眼底检查未见明显异常，腹部彩超、周围彩超未见明显异常。

临床诊断 ①糖尿病酮症酸中毒；②糖尿病：2 型糖尿病？成人隐匿型自身免疫性糖尿病？线粒体 DNA 突变糖尿病？

【病例分析】

病例特点：体型偏瘦，发病年龄较早，23 岁起病；早期口服降糖药物有效（停用胰岛素无酮症酸中毒发生），胰岛功能尚可；胰岛功能衰退较快，有酮症倾向；有明显家族史；糖尿病分型抗体阴性。该患者糖尿病分型需考虑以下方面。

1. 2 型糖尿病　该患者有糖尿病家族史，病初胰岛功能尚可，多年口服降糖药物无自发酮症酸中毒发生，糖尿病分型抗体均阴性，类似 2 型糖尿病临床特点。不支持点：起病年龄相对较早，体型消瘦，胰岛功能衰退较 2 型糖尿病明显加快，很少 2 型糖尿病在 10 年内就发生自发酮症酸中毒的。

2. LADA　LADA 为缓慢进展的 1 型糖尿病，早期胰岛功能和 2 型糖尿病相似，起病 6 个月内无胰岛素治疗，血清学指标可找到自身免疫性标志物。该患者 23 岁起病，体形消瘦，有酮症倾向，胰岛功能进行性衰退，要考虑到 LADA 可能。不支持点：缓慢进展规定从出现糖尿病到无诱因自发出现酮症酸中毒，时间至少为 6 个月以上，一般常见 3 ～ 5 年。该患者胰岛功能衰退速度相较于 1 型糖尿病慢，无反复自发酮症酸中毒倾向，糖尿病自身抗体均阴性。

3. MODY　青少年发病的成人型糖尿病，是 β 细胞功能遗传性缺陷中的一种，为常染色体显性遗传。其特点为阳性家族史超过三代以上，家族史中有至少有一位在 25 岁以下发病。该患者未追溯到三代遗传家族史，需行基因检测进一步排除。

4.线粒体糖尿病 线粒体糖尿病也被称为母系遗传糖尿病伴耳聋综合征，发病年龄通常低于 45 岁，体型正常或消瘦；60%以上的患者伴有神经性耳聋；胰岛 β 细胞分泌功能进行性衰退，速度明显较 2 型糖尿病快；胰岛细胞自身抗体检测为阴性；可合并其他线粒体相关疾病。该患者母亲及母亲的兄弟、姐妹多人患糖尿病，起病年龄早，体形消瘦，胰岛功能进行性衰退，胰岛细胞抗体阴性，要考虑到线粒体糖尿病的可能，需行基因检测进一步明确。

进一步追踪患者家族史，其中一姨存在听力障碍。结合患者家族史，临床表现，我们进一步完善了线粒体基因的检测，结果回报：线粒体 tRNA 亮氨酸基因 3243 位点突变（A → G）。最后诊断：①糖尿病酮症酸中毒；②线粒体基因突变糖尿病。

5.治疗 嘱患者适当放宽饮食控制，避免剧烈运动，停用口服降糖药物，给予门冬胰岛素 30 注射液，一日 2 次皮下注射，血糖控制基本平稳。建议患者母亲及姨、舅及其姨舅的子女进行相关基因检测，因特殊原因，其亲属未能进行基因检测。

【病例点评】

徐春主任医师：糖尿病是以高血糖为共同特征的异质性疾病，随着现代生物技术的发展，人们对糖尿病的认识不断深入，已经发现了大量的糖尿病新亚型，尤其是近些年来单基因遗传疾病的研究取得了突破性的进展。线粒体 DNA 突变糖尿病是最常见的单基因糖尿病，系母系遗传，发病年龄相对较早，胰岛 β 细胞功能进行性减退，常合并神经性耳聋和其他线粒体相关的合并症。由于其能量代谢障碍，其治疗过程中应避免能量过度限制和剧烈运动，避免应用二甲双胍，以免增加乳酸酸中毒的风险。同时由于胰岛功能进行性减退，尽早启动胰岛素治疗，尽可能保护残存胰岛功能。但临床工作中，很多线粒体 DNA 突变糖尿病都被误诊为 2 型糖尿病，导致患者接受了不适当的治疗。

目前个体化医疗或精准医疗已成为趋势，糖尿病分型不是"非一即二"，临床中对于怀疑分型的患者应进行基因诊断，真正实现糖尿病的精确诊断和个体化治疗。对未发病的患者亲属进行早期基因诊断，采取措施保护胰岛 β 细胞功能，使延缓糖尿病及其并发症的发生成为可能。

（程海梅 徐 春）

参 考 文 献

[1] 孙衍.线粒体基因突变所致糖尿病的发病机制及治疗.中国实用医刊，2015, 42(11): 108-109.

[2] 殷峻，包玉倩.线粒体糖尿病的临床特征与应对.中华糖尿病杂志，2017, 9(06): 342-345.

第6章 其他疾病

病例 **1** 多种病于一身——自身免疫性多内分泌腺病综合征 Ⅱ 型

【病历摘要】

患者男性，47 岁，本次因"发现血糖升高 6 个月"入院。

现病史 患者 24 年前因易激、多汗、突眼诊断"Graves 病"，药物控制不佳，行 ^{131}I 治疗，核素治疗后出现"甲状腺功能减退"，口服优甲乐（由小剂量逐渐增至 150μg 1 次 / 日）。2000 年出现双眼睑下垂，在当地医院诊断"重症肌无力眼肌型"，同期胸部 CT 发现胸腺增大，病理证实为"胸腺增生"，行胸腺切除及溴吡斯的明治疗效果不佳。2013 年双眼睑下垂加重，伴畏光、流泪、眼球活动度受限，诊断"甲状腺相关眼病"。2018 年 1 月体检测空腹血糖 7.2mmol/L，诊断"糖尿病"，给予二甲双胍（0.5g，2 次 / 日）、格列喹酮（15mg，2 次 / 日）降糖治疗，空腹血糖控制在 7mmol/L 左右。

既往史 磺胺类药物过敏。

家族史 家族中母亲患糖尿病。

查体 BMI 24.91kg/m²，腰围 110cm，腹型肥胖。眼裂缩小，双上眼睑下垂，眼球突出，双眼睑水肿（图 6-1）；双球结膜充血，无水肿，Stellwag 征（+），Joffroy 征（+）、Mobius 征（+）。甲状腺未扪及肿大，未触及震颤及结节，未闻及血管杂音。心、肺、腹查体未见异常。

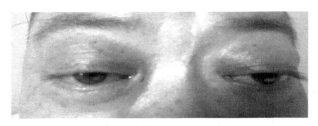

图 6-1 眼裂缩小，双上眼睑下垂，眼球突出，双眼睑水肿

实验室检查 空腹血糖 6.63mmol/L，空腹 C 肽 2.78ng/ml，HbA1c 5.7%，GAD 抗体（+），甲状腺功能正常，TPOA（+），甲状旁腺功能、性腺功能、皮质醇节律均正常。血常规、肝肾功能、电解质、心肌酶均正常。免疫指标：免疫球蛋白、补体正常，抗核抗体、抗 SSA、抗 SSB、抗 Sm、抗 dsDNA 均阴性。

辅助检查 甲状腺超声：甲状腺体积减小。心脏、腹部超声未见明显异常。

眼眶 CT 双侧眼球突出。胸部 CT：右肺尖微结节，右肺中叶、左肺舌叶条索影。

遗传病全外显子基因测序 HLA、CTLA-4、PTPN22 等致病基因未见异常。

临床诊断 ① APS-Ⅱ型：成人隐匿性自身免疫糖尿病；甲状腺功能亢进 ^{131}I 术后（甲状腺相关眼病）；重症肌无力眼肌型。②胸腺增生切除术后。

诊治经过 ①降糖治疗：盐酸二甲双胍片 0.5g，3 次／日；②甲状腺激素替代：左甲状腺素钠 150μg，1 次／日；③重症肌无力眼肌型：溴吡斯的明 120mg，3 次／日。

【病例分析】

此患者中年男性，先后出现 Graves 病、重症肌无力、自身免疫性糖尿病，对于同一患者同时或者先后出现多种自身免疫性疾病需考虑自身免疫性多内分泌腺体病综合征（autoimmune polyendocrine syndromes，APS）。本病在临床上比较少见，它的免疫学特征与临床表现多样性密切相关。目前将 APS 分为 APS Ⅰ型和 APS Ⅱ型。

1. APS Ⅰ型诊断标准 甲状旁腺功能减退、肾上腺皮质功能减退和慢性皮肤黏膜念珠菌病，同时存在以上两种疾病即可诊断。

2. APS Ⅱ型诊断标准 发生 2 种或以上下述疾病：自身免疫肾上腺皮质功能减退症、自身免疫性甲状腺炎、Graves 病、1A 型糖尿病、自身免疫性性腺功能减退症、自身免疫性垂体炎和其他少见的非内分泌疾病，同时排除 APS-Ⅰ 后可诊断。

该患者先后诊断 Graves 病、重症肌无力、成人隐匿性自身免疫糖尿病，诊断 APS Ⅱ型明确。

目前认为 APS 的发病机制有免疫抑制效应理论和病毒感染理论。免疫抑制效应理论认为抑制性 T 淋巴细胞免疫缺陷导致自身免疫应答受损，进而损伤内分泌腺体，体液免疫和细胞免疫均参与其中，以后者为主。病毒感染理论：有学者用呼吸肠道 1 型病毒感染小鼠，小鼠会发生 APS，提示 APS 可能与病毒感染有关。此外，遗传因素对 APS 的发病也有影响。研究发现 APS Ⅰ型主要是由于单基因 AIRE 基因突变引起的。APSII 型是由多基因遗传突变与环境共同作用引起的，主要相关基因有：*HLA* 基因、非 *HLA* 基因（*CTLA-4*、*PTPN22* 等）。本例患者用高通量测序技术测 *HLA*、*CTLA-4*、*PTPN22* 等致病基因未见异常，提示可能存在其他致病基因。

鉴于目前研究手段有限，APS 的病因尚不明确，因此对于该类疾病缺乏特异性的治疗，目前的治疗是针对功能缺失的内分泌腺体的替代治疗，定期随访，早期发现其他相关的自身免疫性疾病。

【病例点评】

APS 临床表现复杂，个体差异较大，极易误诊和漏诊。该患者因"糖尿病"收入院，在问诊中得知既往有甲状腺功能亢进病史，重症肌无力病史，于是考虑到自身免疫性多内分泌腺综合征的可能，所以详细询问病史、查体，这些基本功非常重要。

由于 APS 容易伴有 Addison 病，因此，APS 患者每年都要评估肾上腺皮质功能，以避免危象的发生。病程中出现直立性低血压或在糖尿病治疗过程中胰岛素剂量明显减少，需要考虑肾上腺皮质功能不全的可能。另外，APS Ⅱ型患者的一级亲属是甲状腺功能减退的高危人群，其中 TPOA（+）者多会发生甲状腺功能减退，因此需要对其一级亲属中的儿童及 TPOA（+）者每年筛查甲状腺功能。

APS 采用激素替代治疗时需要注意，同时有 Addison 病和甲状腺功能减退的患者，甲状腺功能减退可延长皮质醇半衰期，掩盖 Addison 病，如单独补充左旋甲状腺素，可诱发肾上腺危象。应先给予皮质醇、氟氢可的松后再加用左旋甲状腺素。

（朱泊羽　王宏宇）

参 考 文 献

[1] 母义明，陆菊明.临床内分泌代谢病学.北京：人民军医出版社，2014：643-646.

[2] Kahaly G J. Polyglandular autoimmune syndrome type Ⅱ. Presse Med, 2012, 41(12 P 2): e663-e670.

病例 2　下肢瘫软的"真凶"——Gitelman 综合征

【病历摘要】

患者男性，21 岁。因"反复双下肢乏力 6 个月"入院。

现病史　患者 6 个月前无明显诱因出现双下肢乏力、抬腿困难，至当地医院测血钾 1.8mmol/L，给予氯化钾缓释片 6g/d 治疗，数日后症状缓解。患者出院后间断口服补钾，上述症状反复发作，多次查血钾波动范围在 2.0 ～ 2.8mmol/L。为进一步明确诊断收入我院。患者自发病以来食欲尚可，无头晕头痛，无眼干口干，无心悸易汗，无恶心呕吐，无腹痛腹泻。

既往史　既往体健，无服用利尿剂、甘草制剂、激素类药物史。

家族史　家族成员体健，无低钾血症、周期性麻痹病史。

查体　脉搏75次/分，血压90/60mmHg。发育正常，体型偏瘦，无满月脸、水牛背、向心性肥胖。全身皮肤无紫纹、痤疮。眼睑无水肿，无眼突。甲状腺无肿大，无触痛。心、肺、腹查体未见异常。四肢肌力Ⅳ级，肌张力正常。

实验室检查　见表6-1。

表 6-1　实验室检查

参数	2016-07-29	2016-07-31	参考值
血电解质			
钾（mmol/L）	2.65	2.94	3.5 ～ 5.5
钠（mmol/L）	140	142	136 ～ 146
氯（mmol/L）	93	92	96 ～ 108
钙（mmol/L）	2.24	2.38	2.1 ～ 2.7
镁（mmol/L）	0.42	0.56	0.8 ～ 1.2
尿电解质			
尿钾（mmol/24h）		86.4	低血钾时应＜25.0

参数	2016-07-29	2016-07-31	参考值
尿钙（mmol/24h）		0.56	2.5～7.5
尿镁（mmol/24h）		2.59	2.0～8.0
尿氯（mmol/24h）		280．7	140～250
尿钙／尿肌酐		0.04	
血气分析			
pH	7.43		7.35～7.45
HCO_3^-（mmol/L）	31.9		22～27
碱剩余	6.1		－2～3
RAAS 系统			
肾素活性（μIU/ml）	253.1		2.8～39.9
血浆醛固酮（ng/L）	200		

上述检查提示低钾血症、低镁血症、高钾尿症、低钙尿症、代谢性碱中毒、肾素活性和醛固酮水平增加。另外，甲状腺功能、皮质醇水平、抗 SSA、抗 SSB 均正常，肾脏超声、肾上腺 CT 均未见异常。

临床诊断 ①低钾血症原因待查；② Gitelman 综合征？

【病例分析】

1.该患者的临床特点 青年男性，反复双下肢乏力、低钾血症，经补钾治疗效果差。低钾血症的原因主要考虑摄入不足、排出增多和细胞内外转移，而排出增多的原因又包括消化道及皮肤失钾和肾性失钾两类。该患者平素饮食可，无呕吐、腹泻等胃肠道不适，无大量出汗、烧伤病史，可除外摄入不足、胃肠道及皮肤失钾。患者家族无低钾血症、周期性麻痹病史，查甲状腺功能未见异常，考虑低钾性周期性瘫痪可能性小。故下一步的诊疗思路重点围绕肾性失钾进行鉴别，诊断流程见图 6-2。

患者无高血压病史，无利尿剂等异常服药史，入院后监测血压均在正常范围内，查体未见明显异常体征。各项检验提示低钾血症、代谢性碱中毒、低血镁、低尿钙、高尿钾（肾性失钾）、肾素活性增高、醛固酮、皮质醇水平正常、肾上腺 CT 未示异常。根据低血钾诊断流程,该患者的临床表现与 Gitelman 综合征(GS)的临床特征相符，故临床诊断为 Gitelman 综合征。

2. 诊断依据　根据 2017 版 Gitelman 综合征诊治中国专家共识。

（1）青年发病，反复双下肢乏力。

（2）持续低钾血症，伴肾性失钾（血钾 2.9mmol/L 24h 尿钾 86.4mmol）。

（3）低氯性代谢性碱中毒。

（4）低镁血症。

（5）低尿钙症，尿钙 / 尿肌酐 < 0.2mmol/mmol。

（6）肾素活性、醛固酮水平增高。

（7）无消化道疾病病史，无异常服药史。

（8）血压正常或偏低。

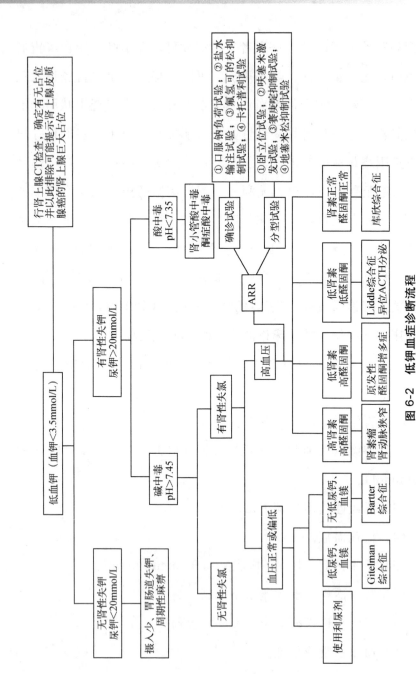

图 6-2　低钾血症诊断流程

3. **鉴别诊断** 结合患者病史、查体及各项检查，可排除摄入不足、胃肠道丢失、甲状腺功能亢进、周期性低钾、干燥综合征、肾小管酸中毒等原因引起的低钾血症。明确该患者为肾性失钾，主要需要与以下可引起肾性失钾的疾病进行鉴别。

（1）Bartter 综合征（BS）：GS 与 BS 均属于遗传性失盐性肾小管疾病，两者致病基因不同。GS 的病因是编码位于肾远曲小管的噻嗪类利尿剂敏感的钠氯共同转运体（NCCT）蛋白的基因 *SLC12A3* 突变。而 BS 有多个致病基因，目前已发现 BS 致病基因突变有 5 型，从而导致肾小管髓袢升支粗段水盐重吸收障碍。

GS 与经典型 BS 在临床表现上两者存有交叉，均有肾性失钾、低氯性代谢性碱中毒、RAAS 激活、血压正常。临床鉴别要点主要是发病年龄、是否存在低尿钙、低血镁，基因检测可确诊（表6-2）。该患者的临床表现与 GS 临床特征更为相符，但仍需进行基因检测与 BS 相鉴别。

表 6-2 GS 与经典型 BS 的鉴别诊断要点

项目	GS	经典型 BS
发病时间	青少年或成年	儿童期
低钾血症并肾性失钾	有	有
低氯性代谢性碱中毒	有	有
高肾素活性	有	有
低镁血症	有	无
尿钙	低	正常或高尿钙
前列腺素 E 水平	正常	高

续表

项目	GS	经典型 BS
生长发育迟缓	罕见	有
病变部位	远曲小管	髓袢升支粗段
突变基因	*SLC12A3*	*CLCNKB*

（2）原发性醛固酮增多症：由肾上腺皮质腺瘤或增生分泌过多的醛固酮所致，常见临床表现为高血压合并低血钾，高醛固酮、低肾素，ARR 比值升高，部分患者可发现肾上腺占位。该患者血压正常，醛固酮水平正常、肾素活性升高，肾上腺 CT 无异常，不支持诊断原发性醛固酮增多症。

（3）库欣综合征：是由于不同原因使肾上腺皮质分泌过多糖皮质激素所形成的临床综合征。可有低血钾，同时常伴有向心性肥胖、满月脸、特异性皮肤表现、高血压、皮质醇水平升高。该患者体型偏瘦，血压正常，无满月脸、水牛背、向心性肥胖，无紫纹、痤疮，皮质醇水平正常，不支持诊断库欣综合征。

（4）Liddle 综合征：是以高血压、低血钾、低肾素、低醛固酮为主要特床特征的常染色体显性单基因遗传疾病。该患者血压正常，醛固酮水平正常、肾素活性升高，无家族遗传病史，不支持诊断 Liddle 综合征。

在征得患者及其家属同意后，取患者外周血做 *SLC12A3* 基因检查，检测到 1 个具有临床意义的杂合突变（图 6-3）。

最终诊断：Gitelman 综合征。

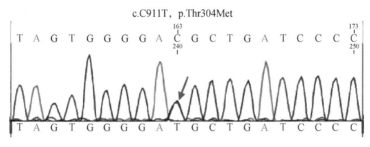

图 6-3 患者 *SLC12A3* 基因测序结果

治疗经过 予以氯化钾缓释片 2g 口服 3 次 / 日，天冬氨酸钾镁片 2 片口服，3 次 / 日。1 周后复查，血钾 3.1mmol/L，氯 97mmol/L，镁 0.6mmol/L。

随访 出院 2 个月后复查，血钾 3.23mmol/L，血镁 0.69mmol/L，期间未再出现双下肢乏力等表现。

【病例点评】

高飞主治医师：该患者以下肢无力发病，发现低钾血症，为肾性失钾且不伴高血压，同时合并代谢性碱中毒、高肾素、高醛固酮及 Gitelman 综合征的特点——低血镁、低尿钙，经基因检查，明确诊断为 Gitelman 综合征。

Gitelman 综合征是编码位于肾远曲小管的噻嗪类利尿剂敏感的钠氯共同转运体（NCCT）蛋白的基因 *SLC12A3* 发生功能缺失突变所致。至今已发现的 *SLC12A3* 基因突变共有 440 余种，主要包括纯合突变、复合杂合突变和单纯杂合突变，大部分患者是复合杂合突变（两个不同的突变位点分别位于父源和母源染色体 *SLC12A3* 等位基因）。我国《Gitelman 综合征诊治专家共识》也指出 GS 的确诊标准：*SLC12A3* 基因中发现两个致病突变。但仍有高达 40% 的患者仅发现有一个突变位点，这也是该患者基因检测只发现一个致病突变而诊断为 GS 的原因。无法确定患者另一个突变位点的原因有：①突变位点可能位于没有进行测序分析的 SLC12A3 的调节序列：5′ 或 3′ 非翻译区，或内含子的深部等；②包含 1 个或多个外显子的基因片断重排难以通过单个外显子分析的方法确定；③单核苷酸多态性也可能干扰 NCCT 的表达和功能；④突变可能位于其他调节 NCCT 功能的基因，如 WNK1、WNK4 等。

Gitelman 综合征是常染色体隐性遗传性疾病，具有高度的遗传异质性和表型多样性，容易被忽略或误诊，临床医师要善于从病史、查体、实验室检查中发现线索，以便早期诊断及治疗。

（王　意　高　飞）

参 考 文 献

[1]　陈家伦，宁光.临床内分泌学.上海：上海科学技术出版社，2011: 564.

[2]　杨国庆，陆菊.Bartter 和 Gitelman 综合征临床特点比较.军医进修学院学报，2009, 30(5): 648-650.

[3] Gitelman 综合征诊治专家共识.中华内科杂志，2017,56(9): 712-716.

第 7 章 糖尿病护理

病例 1   1 型糖尿病的护理体会

【病历摘要】

患者女性，35 岁，主因"体重下降 6 年余，心慌 1 天"入院。

现病史 患者 2011 年 10 月因体重下降 2 个月就诊于外院，完善各项检查后诊断为 1 型糖尿病，给予诺和灵 30R 早 12IU、晚 6IU，皮下注射，血糖控制在空腹 7.0mmol/L 以内，餐后 10.0mmol/L 以内。2017 年 2 月因血糖控制不佳于我院门诊调整为门冬胰岛素 30 早 16IU、晚 8IU。此后患者未规律监测血糖，时有心慌、饥饿感，进食后好转。入院前 1 天因午餐进食少，出现心慌、胸闷、饥饿感，喝可乐后症状好转。

既往史 患者既往体健，无药物及食物过敏史。

查体 身高 165cm，体重 50kg，BMI 18.36kg/m^2。心、肺、腹查体无异常。

实验室检查 空腹血糖 5.1mmol/L，空腹 C 肽 0.53ng/ml，糖化血红蛋白 7.2%，尿糖（++++），尿酮体（－）。血常规、肝肾功能、甲状腺功能、心电图、胸部 X 线片、腹部 B 超、心脏彩超、眼底检查均未见明显异常。

临床诊断 ①1型糖尿病；②药物性低血糖。

诊治经过 ①糖尿病教育，生活方式干预，嘱咐患者定时定量就餐，每日监测血糖；②患者此前注射预混胰岛素，未按时就餐容易出现低血糖反应。降糖方案改为甘精胰岛素注射液10IU，1次/日，谷赖胰岛素注射液4IU三餐前皮下注射。住院期间未再发生心慌等症状，血糖控制良好。

【护理要点】

糖尿病低血糖一般以血浆血糖≤3.9mmol/L为诊断标准，长期反复发生严重的低血糖可能会导致中枢神经系统、心脑血管系统不可逆的损害。应用胰岛素治疗的1型糖尿病患者易发生低血糖，这与生活方式、胰岛素治疗方案等因素有关，有效的护理干预是预防和治疗低血糖的关键措施。

1.生活方式护理 在饮食上规律用餐，少食多餐，限制食用浓茶、高糖、咖啡、酒类等食物，多进食新鲜蔬菜和植物蛋白质，防止低血糖的发生。应用预混胰岛素治疗时，需定时定量进餐，若未能及时进餐，可进食少量含糖食品。该患者本次发生低血糖就是因为未能定量用餐。对于1型糖尿病患者而言，最好选用"3+1"方案或胰岛素泵控制血糖。患者外出时需监测血糖，实施糖尿病健康教育，携带适量含糖食物、糖块及糖尿病急救卡。

该患者入院后根据患者病情为患者定制糖尿病餐，即配餐中心根据患者情况由营养师搭配膳食。①碳水化合物：米饭、馒头等，每天

250g（5 两）左右，按照 1/3、1/3、1/3 分配到三餐。②优质蛋白质：鸡蛋、牛奶、鸡肉等，每天 150～200g（3～4 两），分配到三餐。③蔬菜类：白菜、芹菜、菠菜等绿叶蔬菜，每天 500g 左右，患者在吃土豆或红薯时，会减去相应量的糖类。④低盐低脂类：每天食用油约 3 汤匙，盐约 6g。⑤水果类：血糖控制在达标范围（即空腹 < 7mmol/L、餐后 < 10mmol/L）时，指导患者吃一些水果，草莓、苹果、梨等，或吃一些含糖量较低的果蔬类代替水果，黄瓜和西红柿。患者每天规律进餐，定时定量，定时监测血糖，血糖控制可，因此未出现低血糖的症状。

　　该患者长期使用胰岛素治疗，期间未规律监测血糖，进食不规律，引起低血糖的发生。入院后指导患者使用"3+1"方案，即谷赖胰岛素注射液 + 甘精胰岛素注射液，长效胰岛素能够补充基础胰岛素的不足，短效胰岛素能补充餐时胰岛素的不足，可较精细地调控全天血糖，相比于预混胰岛素来说能更好地调整患者的血糖。指导患者使用胰岛素的方法、注意事项及注射部位的轮换。定时定量给予患者注射胰岛素，督促患者按时进餐，严密监测血糖变化，患者空腹血糖控制在 7mmol/L 左右，餐后血糖控制在 10mmol/L 左右，未出现低血糖的症状。

　　运动不宜空腹进行，可在餐后 30 分钟至 1 小时，每次运动 30～40 分钟，微微汗出即可，避免大汗等剧烈运动。运动过程中若出现心慌、出虚汗、手抖等低血糖症状，需即刻进食糖块。患者入院前未规律运动，入院后根据患者病情指导每天一次低强度的有氧运动，即在病区快步走。该患者使用胰岛素治疗，餐后血糖控制在 6.3 ～ 15.8mmol/L，指导患者在用餐后 1 小时开始运动，运动 20 ～ 30 分钟到微微出汗即可。告知患者随身携带 1 ～ 2 块水果糖，以防止发生低血糖。

2. 低血糖护理　糖尿病患者血糖≤ 3.9mmol/L，即需要补充葡萄糖或含糖食物。严重的低血糖需要根据患者的意识和血糖情况给予相应的治疗和监护：糖尿病患者当血糖≤ 3.9mmol/L 时，可服用 15g 糖类，如 15g 葡萄糖片、175ml 果汁或常规软饮料、6 块硬糖、15ml 蜂蜜，血糖仍≤ 3.9mmol/L 时，再给予葡萄糖口服或静脉注射。发生意识障碍者，给予 50% 葡萄糖液 20 ～ 40ml 静脉注射，或胰高血糖素 0.5 ～ 1.0mg，肌内注射，每 15 分钟监测血糖一次。若血糖仍≤ 3.9mmol/L，继续给予 50% 葡萄糖 60ml 静脉注射，血糖仍≤ 3.9mmol/L 时，再给予葡萄糖口服或静脉注射。若血糖 > 3.9mmol/L，但距离下一次就餐时间在 1 小时以上，应给予含淀粉或蛋白质食物。治疗期间记录好患者的血压、脉搏、呼吸等生命体征的变化，直至患者的血糖恢复正常水平。该患者入院之后因为治疗得当，未再出现低血糖反应。

3. 血糖监测　严密监测患者的血糖变化情况，每日监测三餐前后血糖及睡前血糖和凌晨 3 时血糖。根据患者病情配合医师制订个体化血糖管理目标，此患者血糖目标为空腹 4.5 ～ 7.0mmol/L，餐后 2 小时血糖 6.0 ～ 10.0mmol/L。发生头晕、心慌、出虚汗、视物模糊、四肢无力等症状时，及时监测血糖并纠正低血糖。

4. 心理护理　反复发生低血糖在一定程度上会给患者造成紧张、

恐惧的心理，应有针对性地向患者进行低血糖的相关指导，积极地与家属沟通，舒缓紧张情绪，密切观察患者病情，积极纠正与预防。该患者自述低血糖时心悸、手抖、情绪波动大，害怕昏迷和死亡。根据患者的情况指导患者及其家属出现低血糖时不要紧张，要沉着冷静，积极应对，及时监测血糖，补充 15g 的糖类，15 分钟后复测血糖。告知患者及时有效的应对低血糖则不会危及生命。

【病例点评】

王宏宇副主任医师：T1DM 由于胰岛素分泌绝对不足，需终身胰岛素替代治疗以维持生命，其低血糖的风险远大于 2 型糖尿病。低血糖可导致不适甚至有生命危险，也是血糖达标的主要障碍，因此需要对 T1DM 患者或其亲属进行糖尿病自我管理教育，使其掌握饮食、运动、血糖监测、胰岛素注射方法，急、慢性并发症识别和预防及心理调整等多个方面的知识。

低血糖的临床表现与血糖水平及血糖的下降速度有关，可表现为交感神经兴奋(如心悸、震颤、出汗、饥饿感等)和中枢神经症状(如神志改变、认知障碍、抽搐和昏迷)。临床上反复发作低血糖的患者可以不出现低血糖的先兆症状，而直接发展为严重的低血糖昏迷。低血糖诱因主要包括胰岛素或其他降糖药剂量过大；未按时进食，或进食过少；运动量增加；酒精摄入，尤其是空腹饮酒。预防措施包括定时定量进餐、使用胰岛素从小剂量开始，逐渐增加剂量，谨慎地调整剂量、运动前进食额外的糖类摄入、避免酗酒和空腹饮酒等。一旦发生低血糖，可以按照以下流程进行救治（图 7-1）。

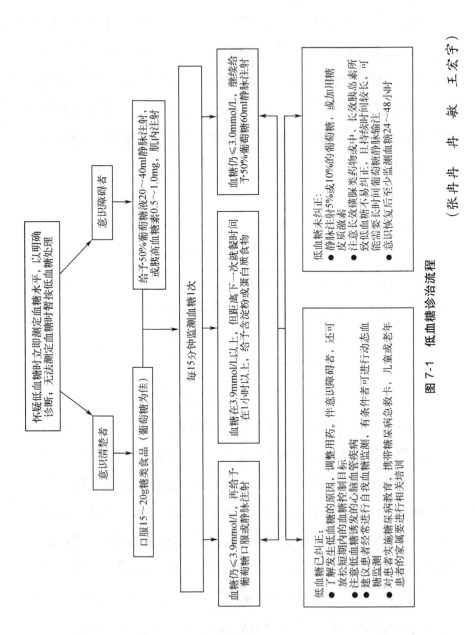

图 7-1 低血糖诊治流程

（张丹丹 冉 敏 王宏宇）

参 考 文 献

[1] 吴伟英, 叶凯云. 个体化护理干预在降低 1 型糖尿病患者发生率中的应用. 国际护理学杂志, 2019, 38(2): 257-258.

[2] 徐春, 肖新华. 糖尿病并发症治疗. 北京: 人民军医出版社, 2014: 103-113.

[3] 杨存美, 马燕兰. 糖尿病住院患者低血糖发生时间段的调查及分析. 中华护理杂志, 2015, 50(3): 304-305.

[4] 张珊英, 刘雪彦. 180 例糖尿病住院患者低血糖发生情况调查分析. 齐鲁护理杂志, 2015, 15: 74-75.

[5] 张艳, 杨玲凤. 综合护理干预在规范糖尿病住院患者低血糖处理中的应用效果. 护理实践与研究, 2017, 14(10): 42-43.

[6] 中华医学会糖尿病学分会. 中国 2 型糖尿病防治指南 (2017 版). 中华糖尿病杂志, 2018, 10(1): 4-67.

[7] 中华医学会糖尿病学分会. 中国 1 型糖尿病诊治指南 (2012 年版). 北京: 人民卫生出版社. 2012: 45-48.

病例 2　糖尿病合并多种并发症的护理体会

【病历摘要】

患者男性, 34 岁, 糖尿病病史 16 年。

现病史　患者在 16 年前因突发意识不清就诊于北京某医院, 查血糖高且尿酮体阳性, 诊断为"糖尿病酮症酸中毒伴昏迷, 1 型糖尿病", 经抢救后好转, 其后长期应用胰岛素治疗, 血糖波动大（3.5～25.7mmol/L），每年均因糖尿病酮症入院治疗。8年前出现四肢麻木、疼痛，诊断糖尿病周围神经病变。5年前因视物模糊在我院诊断为糖尿病视网膜病变。2年前于我院行右眼微创玻璃体切割＋视网膜增殖膜剥除＋视网膜复位术＋视网膜光凝＋注气（硅油）术。平时不规律应用门冬胰岛素30单位注射液治疗，多次出现心慌、出汗，当时测血糖＜3.9mmol/L，进食后可缓解。

既往史 偶有吸烟、饮酒，父亲、外祖父、哥哥均患糖尿病。

查体 身高170cm，体重58kg，BMI20.06kg/m^2。双眼视力粗测为指数。心肺查体无异常。腹部平坦，脐周可触及多个硬结，最大约1.2cm×1.1cm。双下肢无水肿，双足趾针刺觉、温度觉、压力觉减退。双膝腱反射、踝反射减弱。

实验室检查 空腹血糖9.97mmol/L，餐后2小时血糖15.4mmol/L，餐后3小时血糖12.1mmol/L，空腹C肽0.72ng/ml（1.1～4.4ng/ml），餐后1小时C肽1.64ng/ml，餐后2小时C肽1.91ng/ml，餐后3小时C肽1.82ng/ml。糖化血红蛋白9.4%。胰岛自身抗体：GADA（＋）、IAA（－）、ICA（－）、IA-2A（－）、ZnT8（－）。尿常规：糖（＋－），蛋白（＋），24小时尿蛋白0.7g/24h（0～0.12g/24h）。血常规、肝肾功能、血脂均正常。血管超声：双侧颈动脉硬化伴斑块形成。心电图、心脏超声、腹部超声均未见明显异常。

临床诊断 ①1型糖尿病[糖尿病周围神经病变，糖尿病视网膜病变（Ⅳ期），糖尿病肾脏病（G1A3期），药物性低血糖]；

②动脉硬化（双侧颈动脉）。

诊治经过　①饮食运动控制，每日监测 7 点血糖；②调整降糖方案：重组甘精胰岛素＋门冬胰岛素，4 针强化降糖治疗；③眼科及肾内科会诊，调整相关并发症的治疗。

【护理要点】

存在多种糖尿病慢性并发症的患者，护理在治疗中起重要作用，对于该患者我们在常规护理基础上采取了综合护理的措施，具体体会如下。

1. 掌握胰岛素注射技巧

（1）多部位轮流皮下注射：若同一部位长期注射，则物理和化学性刺激可造成局部组织血液循环障碍，局部肿胀，硬结形成，影响胰岛素的吸收，而且会造成皮下组织变性、萎缩，甚至出现坏死，导致功能障碍。胰岛素常用注射部位包括上臂侧面、腹部、大腿前外侧、臀部外上 1/4 处。主要因为这些部位有一层可吸收胰岛素的皮下脂肪组织，而且没有较多的神经分布，注射时不舒适的感觉相对较少，其中腹部胰岛素吸收最快，臀部注射吸收最慢，肢体介于两者之间。在进行注射轮换的时候，尽量选择左右对称的部位。

（2）局部酒精消毒：注意不能用碘型的消毒剂，因为胰岛素中的氨基酸遇到碘后，会发生变性，从而影响胰岛素的剂量和效果。

（3）正确掌握注射方法：注射前，应先排气至针尖出现一滴胰岛素；根据剂量显示窗所显示的单位数来调整剂量；注射时要充分按下注射按钮，注射完毕至少让针头在皮下停留 10 秒再拔。针头拔出后不要对注射部位进行按揉。

（4）避免重复使用胰岛素针头：多次使用胰岛素针头，皮肤穿刺摩擦力逐渐增大，针头会出现毛刺、倒钩，增加注射时的疼痛，引起皮下出血，增加皮肤感染的机会，导致皮下组织增生和硬块形成，甚至针头还可能在皮肤内折断，造成严重后果，因此，胰岛素针头不能重复性使用。

2. 心理护理　糖尿病视网膜病变患者常伴有紧张、焦虑、悲观、失望、恐惧等不良情绪，给予患者情感支持，进行有针对性的沟通和交流，消除患者焦虑、悲观等不良情绪，提高自我控制和自我调节能力，使其积极配合治疗。

3. 饮食护理　针对糖尿病肾病的饮食护理，配合医师制订的个体化食谱，三餐定时、定量，粗细结合、荤素搭配。要注意控制好患者的主食量，高热量的食物尽量少吃，避免造成血糖的异常。还要注意低盐低脂优质低蛋白原则，避免增加肾脏的负担。每天摄入食盐不要超过 6g，要摄入优质动物蛋白，可以每天吃 100g（二两）瘦肉，一个鸡蛋、一袋纯奶（250ml），来满足机体所需，尽量少吃或不吃植物蛋白如豆腐。可以多吃一些绿叶蔬菜。

4. 运动指导　适当的体育锻炼是患者康复治疗的必要辅助手段，在胰岛素作用的高峰期和清晨空腹不宜运动，以免发生低血糖。本患者糖尿病视网膜病变Ⅳ期为指数视力，建议患者在家属陪伴下进行轻体力有氧锻炼，如慢跑、打太极拳等，运动时应避免磕碰、撞伤。

5. 并发症的护理

（1）眼部护理：该患者视网膜增殖病变术后 2 年，需给予延续性护理干预，对患者进行健康教育，介绍糖尿病视网膜病变的病程特点，讲解视网膜病变的过程，使患者对病情有客观清醒的认识，从而能积极配合治疗，防止患者发生自行停药、减药，加重病情的行为。告知患者 3 ～ 6 个月眼科复查 1 次。

（2）糖尿病周围神经病变的护理：该患者主要表现为肢体疼痛、麻木，下肢较上肢重，伴足部症状，应做好足部护理。嘱患者每天观察足部颜色、温度、足背动脉搏动，保持足部卫生，每晚用温水洗足，温度不超过 37℃，时间不宜超过 5 分钟，保持足部的清洁干燥，洗足后观察双下肢皮肤有无破损、瘙痒及过敏，选择柔软、宽松的鞋子、袜子，不可过紧。冬天慎用热水袋、火炉、电热毯等给足部取暖，防止发生意外。

（3）糖尿病肾脏病的护理：症状较轻的患者注意劳逸结合，无高血压，水肿不明显，无肾功能损害，蛋白不多的患者可适当参加体育锻炼以增强体质，预防感染；对水肿明显，血压较高患者或肾功能不全的患者，强调卧床休息，按病情给予相应的护理级别。该患者没有高血压，病情较轻，所以鼓励他适当运动。监测体重，每日 2 次，每次在固定时间穿着相同衣服测量。记录 24 小时出入量，限制水的摄入，水的摄入量应控制在前一日尿量加 500ml 为宜。

观察尿量、颜色、性状变化，每周至少化验尿常规和尿比重 1 次。监测患者尿糖、蛋白尿、肾功能及尿酮体、血钾的变化。

【病例点评】

邱文娟主治医师：通过强化降糖，将血糖控制到接近正常水平，可以预防 / 延迟糖尿病视网膜病变的发生和发展，改善患者的视觉功能；也可以延迟糖尿病患者蛋白尿的发生和发展，改善患者 eGFR 水平。然而，强化降糖导致与低血糖相关的心血管风险增加，对 eGFR 的改善作用也需要 2 ～ 10 年才能显现。因此，已合并严重疾病的糖尿病患者，血糖控制标准应适当宽松。该患者已合并多种严重并发症，入院糖化血红蛋白 7.4%，因此调整胰岛素的目的主要是减少低血糖，降低血糖的波动。对于该患糖尿病慢性并发症的治疗需要多学科合作管理，定期复查眼底、尿蛋白，调整专科治疗方案。

个体化的糖尿病教育对于已存在多种并发症的患者尤其重要，可以预防急性并发症，延缓慢性并发症。教育团队的基本成员包括医师、教育护士、营养师、运动康复师、患者及其家属。糖尿病教育应以患者为中心，尊重和响应患者的个人爱好、需求和价值观，以此指导临床决策，开展糖尿病教育的方式有个体教育、集体教育、个体和集体教育相结合、远程教育。该患糖尿病教育的主要内容应包括：个体化的生活方式干预措施和饮食计划；胰岛素治疗及规范的胰岛素注射技术；自我血糖监测；口腔护理、足部护理、皮肤护理的具体技巧；特殊情况应对措施（如疾病、低血糖、应激和手术）；糖尿病患者的社会心理适应。

（李晓雪　邱文娟）

参 考 文 献

[1] 陈晓霞，余师军，陈泽华，等．延续护理干预在糖尿病视网膜病变患者中的应用．护理实践与研究，2018，14(12): 44-45.

[2] 龚瑞芳．糖尿病周围神经病变现状及护理进展．心理医生，2015，11(11): 141.

[3] 吴春清．糖尿病肾病患者护理干预效果分析．中国卫生标准护理，2015，6(10): 131-132.

[4] 许智敏．胰岛素注射规范护理对糖尿病治疗患者皮下不良反应及生活质量的影响．国际护理学杂志，2018，37(11): 1565-1568.

[5] 中华医学会内分泌学分会．中国成人住院患者高血糖管理目标专家共识．中华内分泌代谢杂志，2013，29(3): 189-195.

[6] 中华医学会内分泌学分会．中国 2 型糖尿病防治指南 (2017 年版)．中华糖尿病杂志，2018，10(1): 4-50.

[7] 中华医学会糖尿病学分会．中国 1 型糖尿病胰岛素治疗指南．中华糖尿病杂志，2016，8(10): 591-597.

病例 3　糖尿病肾病的护理体会

【病历摘要】

患者女性，66 岁，因"多饮、多尿、体重减轻 23 年，双下肢水肿加重 1 个月"入院。

现病史 患者于 1995 年无明显诱因出现多饮、多尿、体重减轻，1 个月内体重下降约 5kg，就诊于宣武医院，测空腹血糖 13.0mmol/L，诊断为"2 型糖尿病"，给予口服药物降糖治疗，患者饮食、活动及用药均较规律。2018 年 1 月，因双下肢水肿化验尿常规：尿蛋白（+++），考虑"糖尿病肾病"，给予黄葵胶囊保肾，改用预混胰岛素联合口服药物降血糖治疗。1 个月前患者自觉双下肢水肿加重，伴活动后喘憋不适，无心悸、胸闷，为进一步治疗收入我科。

既往史 高血压病史 10 年，血压最高达 180/90mmHg，应用硝苯地平控释片 30mg 口服，1 次 / 早治疗，血压控制差。冠心病病史 5 年，常规二级预防治疗。

查体 血压 140/90mmHg，身高 165cm，体重 65kg，BMI 23.87kg/m²。双眼睑无水肿，腹部、上臂无硬结、破溃、感染。心率 90 次 / 分，心律齐，未闻及杂音及附加音。四肢活动正常，双下肢胫前水肿（+++），双足踝、双足背水肿（++），双足足背动脉搏动减弱，皮肤温度偏低，无破溃、胼胝，双侧腱反射无明显减弱。

实验室检查 糖化血红蛋白 8.6%，总蛋白 64.2g/L，白蛋白 32.1g/L，血钾 3.67mmol/L，三酰甘油 1.83mmol/L，低密度胆固醇 1.63mmol/L，肌酐 74μmol/L，eGFR 72.5ml/（min·17.3m²），BNP 385.9pg/ml，肝功能无异常。尿常规：尿糖（+）、尿蛋白（+++）；24 小时尿蛋白定量 14.5g。血常规、甲状腺功能、肿瘤标志物无

异常。心电图:窦性心律,T 波改变。胸部 X 线片:未见明显异常。超声心动图:两心室舒张功能减低,收缩功能正常,EF 值 60%。超声:脂肪肝、胆囊、胰腺、脾、双肾声像图未见明显异常;双下肢静脉血流未见明显异常;双下肢动脉硬化斑块形成,双下肢动脉血流未见异常。眼底检查:未见出血、渗出。

临床诊断　① 2 型糖尿病,糖尿病肾脏疾病 G_2A_3;②高血压病 3 级,很高危;③冠状动脉粥样硬化性心脏病。

诊治经过　调整饮食,加用氯沙坦钾片降血压,加用达格列净片降血糖,同时给予保肾、降血脂、抗血小板聚集、改善心功能及间断利尿、消肿治疗,患者双下肢水肿改善,血糖、血压控制理想,出院随诊。

【护理要点】

糖尿病肾病是由糖尿病引起的一种严重且危害极大的全身性微血管病变表现之一,是糖尿病患者的主要死亡原因之一。糖尿病肾病往往比其他肾疾病的治疗更加棘手,在治疗中,护理和健康教育更是不可忽视。

1.**饮食及运动护理**　饮食应坚持低盐、低脂、优质低蛋白饮食。①限制食盐摄入量小于 6g/d,少食各种腌制品。②控制总热量,维持理想体重,患者理想体重为 60kg,每日总热量应为 1500kcal,糖类占 55% ~ 65%,脂肪占 20% ~ 30%,蛋白质应 ≤ 15%。鼓励患者多摄入复合糖类和富含纤维的蔬菜。主食量 300 ~ 400g/d,分 4 ~ 5 餐,选择一些含热量高而蛋白质含量最低的主食,如芋头、白薯、南瓜等。③蛋白质摄入量为 0.6g/(kg•d),即每日 36g,选择优质动物蛋白质,如牛奶、鸡蛋、瘦肉、鱼等。④控制脂肪摄入,使用植物油,如豆油、葵花油或花生油,每日摄入量在 37 ~ 56g。⑤进食含维生素及微量元素丰富的蔬菜、水果、杂粮、海产品等,因尿中丢失大量蛋白质,同时丢失与蛋白质结合的某些微量元素及激素,致使人体钙、镁、锌、铁等元素缺乏。

运动不宜空腹进行,水肿严重时不宜运动,应卧床休息,待病情好转后,于餐后 1 ~ 1.5 小时,于病房内适当缓慢运动,循序渐进增加活动量,运动中若出现心慌、喘憋、下肢肿胀等症状时,应立即停止。

2. 心理护理 入院时主动热情接待患者,努力消除患者紧张、恐惧情绪,初步建立良好的护患关系。耐心倾听患者主诉,针对性地进行有效沟通,取得患者信任。耐心解答患者的疑问,交代注意事项,激发患者战胜疾病的勇气和信心,力求保持最佳心理状态。同时鼓励家属参与,发挥其社会支持力量,疏导患者心理压力。

3. 严密监测病情 监测血糖、血压。空腹血糖 6.0 ~ 8.0mmol/L,餐后 2 小时血糖 8 ~ 10.0mmol/L 为宜;血压应 ≤ 125/75mmHg。准确记录出入量,出量应大于入量。达格列净促进尿糖排泄,易致泌尿系感染,应用后尿量应保持 > 1500ml/d。利尿后患者体重下降,每日监测空腹体重,保证体重缓慢下降,直至水肿消失。观察下肢水肿变化情况,监测尿蛋白、血肌酐、尿素氮、尿酸、血钾、血钠的动态变化。

4. **皮肤护理**　保持皮肤清洁，观察皮肤有无发红、疼痛等感染症状，皮肤出现脱屑及瘙痒者用温水擦洗，忌用热水及肥皂水。水肿部位皮肤易破损、生疮，应勤观察水肿程度及皮肤弹性状况，并抬高下肢。

5. **出院指导**　指导患者了解糖尿病肾病的进展过程、观察指标、加重指标及复查时机；指导坚持规律、正确用药的重要性，掌握规范的胰岛素注射技术；指导患者正确的饮食及运动，选择低强度的有氧运动，每周应至少运动 150 分钟，每周至少 3 天；告知定期复查内容，定期随访；鼓励主动学习，加强自我管理，同时注重对家属进行健康指导，共同参与、督促，提高依从性。

【病例点评】

王宏宇副主任医师：糖尿病肾病是糖尿病严重慢性并发症之一，严重影响患者的生活质量。糖尿病健康教育是贯穿整个治疗的基础，包括心理护理、饮食运动指导、病情严重指标的监测及特殊病变部位的观察等。另外，糖尿病肾病患者出现水肿、低蛋白血症，促使患者血液处于高凝状态，在利尿消肿治疗过程中，血液高凝状态进一步加重，易形成静脉血栓，所以在护理过程中不但要监测患者出入量、体重变化，更要观察患者下肢是否疼痛，水肿是否对称，避免血栓形成而危及患者生命。

护理学作为一门独立学科不断发展，协同护理是丰富专业内涵的必然趋势，在护理实践中应加强探索，形成一个实用、成熟的模式，来改善患者疾病转归、促进患者健康结局及建立和谐、稳定的医护患关系。

（赵涛涛　王宏宇）

参 考 文 献

[1]　龚凤翔，段冰雪，李明珍，等．协同护理模式研究进展．护理研究，2016，30(5)：519-521．

[2]　刘承霞．糖尿病并发肾病患者的营养护理分析．中外医疗，2015(10)：146-148．

[3]　孟萍，王菲，刘明，等．协同护理模式在提高 2 型糖尿病患者生活质量中的应用研究．中华现代护理杂志，2014，20(2)：129-132．

[4]　肖淑凤，周淑贞．2 型糖尿病患者自我管理误区与生活质量的相关性研究．护理管理杂志，2015，15(8)：569-570．

[5]　张碧芬，欧娟娟，王洪颖，等．协同护理模式对糖尿病肾病血液透析患者自我护理能力．生活质量及并发症的影响．国际护理学杂志，2019，38(12)：1817-1820．

[6]　中华医学会糖尿病学分会微血管并发症学组．糖尿病肾病防治专家共识(2014 年版)．中华糖尿病杂志，2014，6(11)：792-801．

病例 4　糖尿病酮症酸中毒的护理体会

【病历摘要】

患者男性，17 岁，主因"体重下降 1 个月，恶心、呕吐 3 天"入院。

现病史　患者 1 个月前无明显诱因出现体重下降，下降约 10kg，3 天前出现恶心、呕吐，近 2 天恶心、呕吐加重，1 天前出现烦躁不安，于北京市某医院查血糖 47.03mmol/L，尿糖及尿酮体阳性，血气分析：pH < 7.0，诊断糖尿病酮症酸中毒。

既往史　既往体健。其母亲外祖母及姐妹均患有糖尿病。

查体　体温 36.6℃，脉搏 100 次 / 分，呼吸 22 次 / 分，血压 140/86mmHg，身高 179cm，体重 75kg，BMI 23.41kg/m^2。表情淡漠，精神差，颜面潮红，急性病容，皮肤干燥，四肢末端凉，呼吸可闻及烂苹果味，腹型肥胖，腹部可见紫纹，腹部无压痛。

实验室检查　血常规示白细胞 18.44×10^9/L，中性粒细胞 16.34×10^9/L。生化示钾 4.09mmol/L，钠 124.2mmol/L，氯 87.9mmol/L，血糖 47.03mmol/L，肌酐 137.97mmol/L，尿素 15.07mmol/L。尿常规示糖（++++），酮体（++），蛋白（+）。血气分析：pH7.116，PCO$_2$ 10.4mmHg，PO$_2$ 121.4mmHg，HCO$_3^-$ 3.3mmol/L，BE –26.28mmol/L，乳酸 1.2mmol/L。胸部 CT：颈部及纵隔见气体密度影。

临床诊断　①糖尿病酮症酸中毒；②纵隔气肿。

诊治经过　卧床休息，心电监护、吸氧、抗感染，补液补钾及小剂量胰岛素泵入，监测血电解质、肾功能、血气分析、尿常规。患者通过补液、小剂量胰岛素静脉滴注、纠正电解质紊乱及营养支持治疗，第 3 天血气正常，酮体转阴。病情稳定后行皮质醇节律检查提示皮质醇节律正常，且能被隔夜 1mg 地塞米松抑制达

50% 以上（表 7-1），可除外皮质醇增多症。经卧床休息，给予抗生素及镇痛、吸氧等一般处理，1 周左右纵隔内气体吸收，治疗 11 天病情好转出院。

表 7-1 皮质醇节律及隔夜地塞米松试验

时间	8 点	16 点	0 点	隔夜 1mg 地塞米松抑制试验
皮质醇（nmol/L）	284.28	125.95	121.51	85.28

随诊糖尿病分型诊断 IAA、ICA、GAD、IA-2A、ZnT8 均阴性。空腹 C 肽 1.68ng/ml（0.8 ~ 4.2ng/ml），餐后 2 小时 C 肽 5.26ng/ml。线粒体基因测序未见异常。

患者青少年酮症酸中毒起病，需鉴别 1 型糖尿病。本病发病年龄通常 < 30 岁，起病迅速，体形消瘦，常有酮尿或酮症酸中毒，空腹或餐后 2 小时 C 肽明显降低或者缺如，自身抗体阳性（GAD、IAA、IA2A、ICA、ZnT8）。本患者为青少年，酮症酸中毒起病，空腹 C 肽正常，餐后 2 小时 C 肽峰值存在，自身抗体阴性，可除外 1 型糖尿病。

同时此患者存在类似母系遗传家族史，需筛查线粒体糖尿病。该病发病年龄常 ≤ 45 岁，呈母系遗传，最常见基因突变为线粒体 tRNA 亮氨酸基因 3243 位点突变（A → G），可伴有神经性耳聋及其他线粒体功能异常表现（如癫痫、脑卒中样发作、小脑共济失调、高乳酸血症、心脏传导阻滞、视网膜色素变性等），胰岛 β 细胞功能逐渐衰退，自身抗体阴性。此患者有似母系遗传家族史，糖尿病自身抗体阴性，tRNA3243A → G 检测未见异常突变位点，暂不考虑线粒体糖尿病，但需定期监测胰岛 β 细胞功能，若胰岛 β 细胞功能进行性衰退，需注意有无罕见线粒体基因位点突变。

另外，该患者纵隔气肿为自发性，患者血象高与此有关，感染亦会诱发酮症，经治疗后感染也好转。

【护理要点】

糖尿病酮症酸中毒是糖尿病急性并发症之一，指糖尿病患者在各种诱因的作用下因胰岛素明显不足，升糖激素不适当升高，造成高血糖、高血酮、酮尿、脱水、电解质紊乱，代谢性酸中毒。糖尿病酮症酸中毒的护理对于病情恢复有重要辅助作用，需要在常规化护理基础上进行综合护理。具体措施包括密切观察病情、补液护理、补钾、胰岛素注射的护理、饮食护理、心理护理等。现总结如下。

1. *严密观察患者生命体征* 心电监护，保持呼吸道通畅，常规吸氧 2L/min。所用的药物与护理措施及时记录。准确记录每小时出入量，以了解尿量及血容量是否补足。

2. *补液* DKA 初始补液速度：第 1 小时 1000 ～ 1500ml（视脱水程度可酌情增加至 2000ml）；第 2 小时 1000ml；第 3 ～ 5 小时 500 ～ 1000ml/h；第 6 ～ 12 小时 250 ～ 500ml/h。DKA 患者以 500ml/h 速度补液可有效达到治疗目标。该患者口干口渴明显，皮肤干燥弹性差，提示严重脱水，加强补液。迅速建立静脉通路，建立 2 条输液途径。1 条通路补充液体，另 1 条通路泵入胰岛素。补液宜先快后慢，先晶后胶。患者为青年男性，无高血压及心脑血管疾病病史，第 1 小时滴入 1000ml，第 2 ～ 3 小时再滴入 1000ml，然后每 4 小时补液 500ml，第 1 天总量 4000 ～ 5000ml。根据血压、心率、尿量、末梢循环情况调整补液量及速度。

3. 补钾　为防止发生低钾血症，在血钾 < 5.2mmol/L 时，并有足够尿量（ > 40ml/h）时，应开始补钾。一般在每升输入溶液中加氯化钾 1.5 ～ 3.0g，以保证血钾在正常水平。若发现血钾 < 3.3mmol/L，应优先进行补钾治疗。此患者在第 1 个 4 小时复查血电解质显示钾 2.04mmol/L、钠 152mmol/L、氯 132mmol/L。提示需要加大补钾力度，周围静脉补钾浓度受到限制，必要时需要经大静脉高浓度补钾。在第 2 个 4 小时复查电解质显示钾 4.63mmol/L，钠 150mmol/L，氯 121mmol/L。该患者经周围静脉补钾后血钾恢复正常，继续给予静脉补钾治疗，补钾时严防液体外渗。

4. 胰岛素治疗　起始每小时静脉滴注 0.1U/（kg·h），监测血糖，根据血糖水平随时调整胰岛素剂量。当血糖 < 13.9mmol/L 时给予葡萄糖加胰岛素静脉滴注。注意保持穿刺部位清洁，定期更换输注管，防止感染。

5. 补碱治疗　轻型患者不必补碱，当脱水纠正后血仍 pH < 7.1 可考虑等渗碳酸氢钠，血 pH > 7.1 时，停止补碱。此患者经充分补液后血 pH 7.24，无须补碱治疗，继续给予补液及胰岛素输入。

6. **加强基础护理**　患者必须及时卧床休息，减少身体消耗并有效保证脏器能量供应，协助患者勤翻身，保持床单干净整洁，预防压疮，每日开窗通风 2 次，保持病房安静舒适。

7. **饮食护理**　患者胸部 CT 见颈部及纵隔见积气，胸外科会诊考虑为近期患者剧烈咳嗽所致，需要禁食水，给予肠外营养，3 天后复查胸部 CT：积气较前减少，给予适量饮水。饮水 2 天无发热、胸痛，逐步由半流质饮食，过渡到普食，该患者糖尿病普食计划：每日主食 200g（4 两），牛奶 250ml，蔬菜 500 ～ 750g，蛋白质 100 ～ 150g，油脂 2 汤匙。

8. **运动指导**　患者酮体转阴后，进行少量运动，运动时间在三餐后 1 小时，在病区步走，结合床上运动。出院后可以逐步增加运动量，每次运动 30 分钟，每周 5 次。运动强度为运动后的心率 =170 － 年龄，运动后出汗，可以说话，但不能唱歌为度。

9. **心理护理**　该患者是初发糖尿病，有焦虑情绪，开始不能进水，出现口渴，心情烦躁，护士用湿润棉棒湿润口唇，缓解口渴，并安抚患者，减轻患者焦虑情绪。在进行护理操作时沉着、冷静、熟练，为患者提供良好的医护支持，增强患者安全感。利用工作间隙或为患者治疗时，与患者及其家属沟通，进行心理疏导。该患者的母亲是糖尿病患者，有辅助患者的基础，为我们的糖尿病教育带来很多便利。

【病例点评】

邱文娟主治医师：DKA 是糖尿病急性并发症，在 1 型和 2 型糖尿病患者均可发生，也是儿童和青少年糖尿病患者的主要死因之一。主要诱因是胰岛素治疗不当和感染，其他诱因有急性胰腺炎、心肌梗死、脑血管意外及诱发高血糖危象药物（如噻嗪类利尿剂、甘露醇脱水剂、β 受体阻断药、苯妥英钠、糖皮质激素等）等。本病发病机制为血中胰岛素作用减弱，同时升糖激素（胰高血糖素、儿茶酚胺、皮质激素、生长激素）水平升高。早期诊断是决定治疗成败的关键，临床上对原因不明的恶心、呕吐、酸中毒、失水、休克、昏迷的患者，尤其是呼吸有酮味（烂苹果味），血压低而尿量多者，不论有无糖尿病病史，均应考虑本病。应立即检测血糖、血酮、血 β-羟丁酸、尿糖、尿酮和动脉血气以明确诊断。同时根据血 pH、HCO_3^- 浓度区分疾病严重程度。对于严重昏迷者还需考虑是否伴发其他疾病，如严重低血糖、高血糖高渗综合征、乳酸酸中毒、脑膜炎、尿毒症、脑血管意外等。DKA 的治疗原则是尽快补液纠正失水状态、小剂量胰岛素静脉滴注、纠正电解质紊乱及酸碱平衡失调，同时需积极寻找和消除诱因，防治并发症，降低病死率。如果上述治疗效果不明显，酸中毒持续存在，可能存在以下问题：败血症、并发症、胰岛素剂量不足，需重新评估，及时调整治疗方案。成功的治疗效果离不开专业的护理，DKA 的救治和预后发挥重要作用。此外，糖尿病患者教育是预防 DKA 的重要环节。

本例患者为青年，以酮症酸中毒就诊，存在母系遗传家族史，需筛查线粒体糖尿病。线粒体糖尿病是单基因突变糖尿病最常见类型，对于有母系遗传家族史的糖尿病患者、发病年龄 ≤ 40 岁，病程中出现胰岛 β 细胞功能进行性减退及伴有神经性耳聋的患者需考虑本病。线粒体糖尿病的确诊可以指导精准的治疗，避免剧烈运动及避免应用二甲双胍，其他影响线粒体功能药物亦不宜应用（如四环素、氯霉素、苯巴比妥等）。此患者线粒体基因检测阴性，可排除本病。

（庄　月　冉　敏　邱文娟）

参 考 文 献

[1]　陈思思 . 整体护理对急诊糖尿病酮症酸中毒患者治疗中的临床效果研究 . 医学信息，2019, 32(z2): 15-16.

[2]　宋丹秋，张雅婷 . 综合护理干预在糖尿病酮症酸中毒患者中的应用效果 . 中国实用医药，2018, 13(3): 173-174.

[3]　王彬彬，韩兰兰 . 糖尿病酮症酸中毒 1 例的救治与护理 . 基层医学论坛，2019, 23(6): 854.

[4]　徐春，肖新华 . 糖尿病个体化诊治策略 . 北京：科学出版社，2018: 247-258.

[5]　中华医学会糖尿病学分会 . 中国高血糖危象诊断与治疗指南 . 中华糖尿病杂志，2013, 5(8): 449-461.

[6]　朱琴 . 1 例重症糖尿病酮症酸中毒的急救护理及体会 . 医学信息，2015 (1): 362.

病例 5　糖尿病足的护理体会

【病历摘要】

患者男性，53 岁，主因"左足破溃 1 个月，加重伴血糖升高 20 天"入院。

现病史　患者 1 个月前不慎碰伤，致左足背外侧破溃，未在意。20 天前因左足破溃加重就诊，查空腹血糖 12.0mmol/L，餐后 2 小时血糖 23.0mmol/L，诊断为"糖尿病、糖尿病足病"，给予预混胰岛素皮下注射控制血糖，同时给予抗感染、局部换药治疗。患者血糖较前降低，溃破局部未见明显好转，为进一步治疗收入院。

既往史　既往有冠心病病史。

查体　生命体征平稳，心肺腹未见异常。左足背外侧破溃，大小约 8cm×10cm，可见渗出，溃疡面周围皮肤红肿（图 7-2）。皮温高，左足背动脉搏动稍减弱，双下肢末端痛温觉、针刺觉、振动觉均减退，跟腱反射减弱。

实验室检查　血常规：白细胞 $10.69×10^9$/L，中性粒细胞 83.7%，淋巴细胞 9.8%，血红蛋白 108g/L，血小板 $165×10^9$/L，C 反应蛋白 11.95mg/L。糖化血红蛋白 9.7%，空腹 C 肽 2.73（1.1～4.4ng/ml），血糖 10.9mmol/L，低密度胆固醇 2.38mmol/L，肝肾功能、电解质均未见异常。尿常规、尿微量白蛋白均未见异常。心电图：心率 103 次/分，窦性心动过速。超声心动图：心动过速，

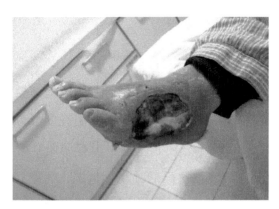

图 7-2　入院时，创面大小约 8cm×10cm，创面见黑色坏死组织

左心室收缩功能正常，舒张功能减低，彩色血流显示：各瓣膜未见明显异常反流。下肢动脉血管彩超：双侧下肢动脉硬化，双侧下肢动脉血流未见异常。下肢静脉超声：左侧小腿肌间静脉扩张，血流通畅。颈部血管彩超：双侧颈动脉硬化伴右侧斑块形成，右侧锁骨下动脉内中膜增厚，双侧颈动脉、椎动脉血流未见明显异常。左足 X 线片：左足诸跖趾、趾关节间隙清晰，无增宽及狭窄，关节面光滑，各骨骨质结构完整，未见骨质破坏、增生及骨折征象。周围软组织密度不均。胸部 CT、肝胆胰脾双肾彩超、泌尿系超声均未见异常。

　　临床诊断　① 2 型糖尿病；②糖尿病足溃疡并感染（Wagner2级）；③糖尿病周围神经病变。

　　诊治经过　胰岛素强化控制血糖、抗感染、局部换药促进伤口愈合，以及改善微循环、营养神经治疗。患者血糖控制平稳，伤口逐渐愈合。

【护理要点】

糖尿病足的专科护理主要包括以下内容。

1. **病情观察** ①观察患者生命体征，体温升高提示感染加重；②密切监测血糖：空腹血糖情况下应控制在 8mmol/L 以下，三餐后血糖宜＜ 10mmol/L。注意观察患者有无低血糖的发生。

2. **创面评估** 注意溃疡面的外观、范围、深度、温度、气味，渗出液的性状、量；基底的颜色；溃疡面边缘的情况；周围皮肤有无红肿热痛等炎性反应、有无色素沉着及皮肤性质；是否有坏疽，若有坏疽要分辨是干性还是湿性坏疽；同时确定患足有无畸形、水肿、软组织感染或骨髓炎。

3. **伤口护理** ①密切观察伤口情况，根据创面渗出情况适当增减换药次数，换药时要像"蚕食"一样逐步清除坏死组织。②换药时注意询问患者自我感觉，伤口疼痛情况，注意观察创面渗液、气味、基底、坏死组织、肉芽生长情况，周围组织炎性反应有无改善，根据创面实际情况采取针对性措施，选择正确的敷料，同时在实施过程中不断再次评估，用伤口尺及照相机记录创面大小和每一次换药的情况（图 7-3 和图 7-4），创面用无菌纱布覆盖包扎。包扎期间需密切观察创面敷料有无渗液、脱落等，注意观察渗出液的颜色、性状、量的变化，如发现敷料有松动、脱落，立即更换无菌纱布。③创面如有感染迹象，取伤口分泌物做培养，根据培养结果使用抗生素。

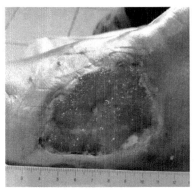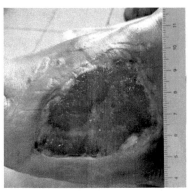

图 7-3　治疗 23 天后，创面大小约 4.5cm×7cm，创面布满新鲜肉芽组织

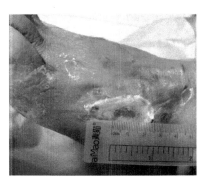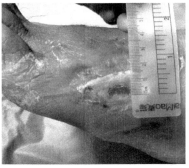

图 7-4　治疗 70 天后，创面大小约 0.5cm×1.0cm

4.足部护理　械垫衬：为减轻溃疡部分负重，卧床患肢抬高 30°～40°，促进下肢血液回流。减轻足部肿胀，可使用拐杖行走或特制鞋。

5.饮食护理　制订糖尿病饮食，定时、定量、粗细粮搭配、营养均衡；禁止吸烟和饮酒。

6.心理护理　糖尿病足患者因为伤口反复感染、住院周期长、疾病反复，恢复慢等，承受更重的心理压力，往往会有焦虑情绪，对疾病的治愈缺乏信心。护理人员应以热忱的态度，用通俗易懂的语言耐心向患者解释，建立良好的护患关系，及时与患者和家属沟通治疗方案和治疗进展，充分调动患者的积极性，树立战胜疾病的信心。

7. 出院宣教　经过76天的住院治疗，该患者治愈出院，出院前的注意事项是为了预防再次发生足部感染。①严禁吸烟，并告知患者家属，共同监督合作。②采用多种方式促进肢体血循环：适当步行，餐后在室内步行，定时定量，走路不宜太久，量力而行，持之以恒；坐在床上做提足运动，每天1～2次，每次至少20次；按摩，从足趾尖开始向上至膝关节自我或被动按摩，早晚各1次，每次10分钟。③保持足部卫生，每天睡前用温水洗足，注意水温（控制在37℃左右），避免烫伤。每次洗脚时间不超过5分钟，洗完后用柔软吸水强的毛巾擦干，再涂以赛肤润或凡士林，防止干裂。赛肤润或凡士林不可涂于趾间，保持趾间清洁干燥。④修足时要细心，应在洗足后指甲柔软时进行，不要修剪过短。⑤积极治疗鸡眼、足癣，不使用腐蚀性药物，禁止使用热水袋、电热毯等，以防烫伤。⑥穿温暖、柔软、宽松、吸汗较好的袜子，颜色建议选择淡色系，利于足部受伤时及时发现。⑦选择方头、大小适中、鞋底柔软舒适的鞋。不准赤足行走或赤足穿鞋，以防皮肤受挤压而磨损受伤。⑧若发现足部肿胀，或不小心足部受伤时，应及时到医院诊治。

【病例点评】

钟立胜主治医师：糖尿病足是指因糖尿病血管病变和（或）神经病变及感染等因素，导致糖尿病患者足或下肢组织破坏甚至并发感染的病变，是糖尿病患者截肢致残、致死的主要原因之一，给患者及其家庭、社会造成严重影响和负担。因此，必须早发现、早治疗，消除足部隐患，降低截肢致残率，从而提高患者的生活质量。

（白海菁　钟立胜）

参 考 文 献

[1]　白洪琴,陈秀君.亲水性纤维含银敷料在糖尿病足创面护理中的应用.护士进修杂志,2014(13): 1201-1202.

[2]　李永洁,冯绮玲,麦梨芳,等.胶原蛋白敷料联合负压封闭引流技术在糖尿病足窦道型创面中的应用.岭南急诊医学杂志,2019,24(5): 501-503.

[3]　姚芳.糖尿病足的治疗与护理要点.教育教学论坛,2016,6(22): 94-95.